GLYX-Kompass

Der einfache Weg zum Wunschgewicht

MARION GRILLPARZER

Ein Wort zuvor

ESSEN UND TRINKEN ist mehr als Füllstoff für die Fettzellen. Essen ist Vergnügen, Gemeinsamkeit, Geselligkeit und Kultur. Essen macht Spaß. Essen und Trinken sind Leben und Fühlen. Denn es ist das, was Leben überhaupt erst möglich macht – Körperfunktionen genauso wie Gedanken, Gefühle und Glück.

WER NACH DEM GLYX-PRINZIP ISST, ist fröhlicher, wacher, ausgeglichener, gesünder und voller Energie. Die positive Nebenwirkung: Sie nehmen ganz von allein ab. Indem Sie Lebensmittel klug miteinander kombinieren, ernähren Sie sich gesund, es schmeckt – und trotzdem schmilzt das Fett weg. Und das ganz ohne Verzicht, Hungern und lästiges Kalorienzählen.

DAS GLYX-PRINZIP IST KINDERLEICHT: Halten Sie sich ganz einfach an das rot-gelb-grüne Ampelprinzip der Lebensmitteltabelle. Wählen Sie Lebensmittel mit grünem Schlank-&-Fit-Faktor aus, und essen Sie sich daran satt. Genießen Sie alle Nahrungsmittel mit einem gelben Schlank-&-Fit-Faktor – wenn auch nur in Maßen. Und machen Sie lieber einen Bogen um die Genussmittel mit dem roten Schlank-&-Fit-Faktor. Einen großen Bogen? Nein. Davon dürfen Sie ab und zu eine kleine Portion essen oder trinken. Am besten kombiniert mit einer großen Portion *Lebens*mittel (grün!). Das schlägt sich dann nicht so leicht als unliebsames Pölsterchen auf den Hüften nieder.

Viel Spaß beim Glyxen,

Marion Grillparzer

Was ist GLYX?

GLYX ist die Abkürzung für den glykämischen Index, der bestimmt, ob wir dick oder dünn werden. Schon in den 70er-Jahren bewertete Dr. David Jenkins von der Universität in Toronto Lebensmittel nicht mehr nach Kalorien, sondern nach ihrem GLYX. Dazu ordnete er Obst, Gemüse, Schokolade, Brötchen und Co. Werte von 1 bis 110 zu und empfahl seinen Patienten, vor allem Lebensmittel mit niedrigem GLYX (Wert unter 55) zu essen. Und siehe da, die Pfunde schmolzen nur so dahin.

GLYX beeinflusst das Insulin

Der glykämische Index misst den Einfluss eines Lebensmittels auf den Blutzuckerspiegel und das Hormon Insulin. Je weniger ein Lebensmittel den Zuckerspiegel in die Höhe treibt, je weniger Insulin es also lockt, desto niedriger ist sein GLYX – und umgekehrt.

Hinter GLYX steckt eine simple, aber unheimlich wirkungsvolle Strategie. Denn Insulin ist der Grund dafür, warum Menschen sagen: »Ich esse doch kaum etwas und nehme trotzdem zu.« Stimmt! Diese Menschen essen wenig, aber das Falsche – nämlich Lebensmittel mit hohem GLYX.

Zu viel Insulin macht dick

Lässt ein Lebensmittel den Blutzucker schnell und hoch ansteigen, lockt es viel Insulin. Und das macht dick. Denn Insulin ist unser wichtigstes Speicherhormon. Es schickt das Fett in die Fettzellen und sperrt es dort ein. Solange Insulin im Blut schwimmt, stoppt der Fettabbau. Zudem verursacht Insulin Heißhunger.

Niedriger GLYX – Jungbrunnen und Medizin

Lebensmittel, die den Blutzucker nur langsam und kontinuierlich ansteigen lassen, locken wenig Insulin. Sie halten lange satt, machen zufrieden und schlank. Ein niedriger GLYX garantiert: Lästiges Fett wird verbrannt, der Blutzucker bleibt konstant, das Risiko, an Diabetes zu erkranken, sinkt. Blutfettwerte normalisieren sich, was vor Herzinfarkt und Schlaganfall schützt. Ein niedriger GLYX stärkt das Immunsystem und beugt Gicht vor. Außerdem bildet der Körper mehr gute Eicosanoide (Gewebehormone). Das schützt vor chronischen Krankheiten (z. B. Rheuma, Entzündungen, Allergien), macht schlank, jung und gute Laune. Und ein niedriger GLYX ist ein wahrer Jungbrunnen. Denn zu viel Zucker reagiert mit einem Eiweißmolekül zu einer zähen Masse, die die Zellen und Blutgefäße verklebt: »Advanced Glycosylated Endproducts«, kurz AGEs. AGEs führen zu Herzinfarkt, Schlaganfall oder Alzheimer und sind auf der Haut als Altersflecken sichtbar.

Und was bedeutet GL?

GL ist die Abkürzung für »glycemic load«, also die glykämische Last. Um den GL zu bestimmen, entwickelten Forscher eine Formel, die den Kohlenhydratgehalt eines Nahrungsmittels pro Portion mit seinem GLYX verknüpft – im Grunde eine ziemlich clevere Idee. Leider taugt sie nicht für die Einteilung in »gesunde« und »ungesunde« Lebensmittel. Denn durch die GL-Formel werden beispielsweise Weißbrot, Cola und Eis in Miniportionen zu Schlank-Lebensmitteln. Doch alle drei sind und bleiben Dickmacher. Aber in wenigen Fällen ist der GL durchaus sinnvoll. Nämlich, wenn ein Lebensmittel trotz niedrigem GLYX zur Insulinfalle wird, wenn man zu viel davon isst (z. B. Fruchtsäfte, Trauben). Der GL fließt in der Tabelle ab Seite 18 in den Schlank-&-Fit-Faktor ein.

Essen und Trinken nach dem GLYX-Prinzip

Gesund essen bedeutet mehr, als nur Lebensmittel mit einem niedrigen GLYX-Faktor auszuwählen. Die GLYX-Pyramide (siehe Seite 16) und der Schlank-&-Fit-Faktor helfen Ihnen dabei, gesund zu essen und zu trinken – der Genuss bleibt nicht auf der Strecke, nur die Pfunde fliehen.

Essen nach der GLYX-Pyramide

Forscher der Bostoner Harvard-Universität stellten im Herbst 2001 eine Ernährungspyramide vor, die sich am glykämischen Index orientiert. Bei uns machte sie der Ökotrophologe Nikolei Worm als LOGI-Pyramide bekannt. Sie zeigt, wie der Mensch essen soll, der keine Lust auf Übergewicht hat, nicht an Diabetes, Herzinfarkt oder Krebs erkranken will. Unsere GLYX-Pyramide lehnt sich an die LOGI-Pyramide an.

Erste Stufe: Schlankmacher der Natur

In der untersten Etage finden Sie die Schlankmacher der Natur: Obst, Beeren, Salat und Gemüse. An den grün ge-kennzeichneten Lebensmitteln sollten Sie sich satt essen. Ebenfalls zur ersten Stufe zählen die pflanzlichen Fette.

Zweite Stufe: Eiweißlieferanten

Hier stecken die Eiweißlieferanten: Hülsenfrüchte, Nüsse und Samen, Eier, Milch und Milchprodukte, Fisch und Meeresfrüchte, Wild, Fleisch und Geflügel. Bedienen Sie sich auch hier täglich und in moderaten Portionen vor allem von den »grünen« Lebensmitteln.

Dritte Stufe: Kohlenhydratlieferanten

In dieser Stufe finden Sie die Kohlenhydratlieferanten: Vollkornbrot, Nudeln, Reis, Weißmehlprodukte und Kartoffeln. In kleinen Portionen gehören auch hier die »grünen« Lebensmittel zum täglichen Brot. Die mit einem roten Punkt sind eigentlich bereits Vertreter der vierten Stufe und setzen sich ohne Umwege auf den Hüften ab.

Vierte Stufe: Genussmittel

Hier finden sich die Genussmittel: Stärke- und Zuckerreiches sowie die tierischen Fette. Allesamt Nahrungsmittel (meist aus der Fabrik), die man minimieren sollte. Die meisten haben einen roten Punkt und sollten wirklich nur ab und zu in winzigen Portionen genossen werden.

Extra: Getränke

Auch unter den Getränken gibt es GLYX-Fallen und Schlankmacher. Halten Sie sich an den grünen Punkt!

Die Faktoren: GLYX – und mehr ...

In der Tabelle ab Seite 18 sind den vier Stufen der GLYX-Pyramide über 900 Lebensmittel zugeordnet. Bewertet nach ihrem GLYX, nach ihrem Fett-Faktor, dem Eiweiß-Faktor und Herzschutz-Faktor sowie ihrem Faser-, Gute-Laune- und Plus-Faktor für viele Vitalstoffe. Aus all diesen Aspekten ergibt sich dann der Schlank-&-Fit-Faktor. Setzen Sie viele grüne Schlank-&-Fit-Lebensmittel auf Ihren Speiseplan, dann leben Sie gesund, und Abnehmen wird zum Kinderspiel.

Die Kalorienangabe

Die Kalorienangaben in der ersten Spalte beziehen sich
auf 100 Gramm des jeweiligen Lebensmittels. Außer es ist
mit * gekennzeichnet, dann gilt die Angabe für ein Stück.

Der GLYX-Faktor

Anhand des GLYX-Faktors erkennen Sie, ob der glykämische Index hoch, mittel oder niedrig ausfällt.
- 🟢 niedriger GLYX
- 🟡 mittlerer GLYX
- 🔴 hoher GLYX

Der Fett-Faktor

Der Fett-Faktor gibt Auskunft über den Fettgehalt eines
Lebensmittels, und verrät, ob gute oder schlechte Fette in
ihm stecken. Denn auch wer abnehmen will, braucht Fett.
Darum wurden Lebensmittel, die Schlankfett liefern, mit
einem grünen Fettpunkt versehen (z. B. Olivenöl oder
Nüsse). Wenn ein Lebensmittel dagegen sehr viel gesättigtes Dickmacherfett liefert, gibt es einen roten Punkt. Ebenso
wichtig ist der Arachidonsäuregehalt eines Lebensmittels.
Enthält ein Lebensmittel (z. B. Innereien) viel von dieser
krank machenden Fettsäure, gibt es Minuspunkte.
- 🟢 gutes Fett und/oder fettarm
- 🟡 Fettsäurezusammensetzung nicht optimal oder
  mittlerer Fettgehalt
- 🔴 zu viele schlechte Fette oder Arachidonsäure

Der Eiweiß-Faktor

Ohne Eiweiß funktioniert keine Diät. Fehlt es, baut der
Körper Muskeln ab – dabei wird nur im Muskelgewebe Fett
verbrannt. Außerdem ist Eiweiß selbst ein Fatburner. Wenn
Sie Eiweiß essen, verbraucht Ihr Körper Energie – und da-

für bedient er sich aus den Fettdepots. Der Eiweiß-Faktor zeigt an, ob ein Lebensmittel viel Eiweiß liefert.

Nun kann man Fisch nicht mit Kohl vergleichen. Kohl hat viel, viel weniger Eiweiß – aber bedeutend mehr als der Kopfsalat. Kohl trägt also in seiner Gruppe auch zur Eiweißversorgung bei. »Grün« bekommen die Eiweißhits einer Lebensmittelgruppe, »Gelb« die Lebensmittel, die einen mittleren Gehalt an Eiweiß aufweisen. »Rot« trägt leider nicht zur täglichen Eiweißversorgung bei.

- 🟢 guter Eiweißlieferant
- 🟡 mittlerer Eiweißlieferant
- 🔴 hier steckt kaum oder kein Eiweiß drin

Der Herzschutz-Faktor

Der Herzschutz-Faktor zeigt an, ob sich ein Lebensmittel positiv oder negativ auf die Blutgefäße auswirkt. Der Cholesteringehalt spielt dabei nur eine Nebenrolle. Wichtiger ist die Fettsäurezusammensetzung: Gesunde pflanzliche Fette oder Fischöle schützen das Herz. Sie helfen unter anderem, den »schlechten« LDL-Cholesterinspiegel zu senken, und locken mehr vom guten »HDL«-Cholesterin. Zu viele Glukosemoleküle (Zucker und Stärke) im Blut verkleben dagegen die Zellen und Blutgefäße, was zu Herzinfarkt führen kann. Auch der Gehalt an Vitaminen, Ballaststoffen und sekundären Pflanzenstoffen, die das Herz schützen, geht in die Bewertung mit ein.

- 🟢 schützt das Herz
- 🟡 in Maßen genossen kein Problem
- 🔴 schadet dem Herz

Der Faser-Faktor

Jeder von uns sollte täglich mindestens 30 Gramm Ballaststoffe zu sich nehmen, da sie Hunger vertreiben, die Verdauung auf Trab halten und Krebs vorbeugen. Der Faser-Faktor gibt Auskunft darüber, ob das Lebensmittel wertvolle Ballaststoffe enthält. Dazu zählen auch lösliche Ballaststoffe, die satt machen, wie das Pektin. Beispielsweise liefern naturtrübe Säfte Pektin, weswegen sie mit einem gelben Faserpunkt versehen wurden. Der Ampel nach:

- 🟢 guter Ballaststofflieferant
- 🟡 mittlerer Ballaststofflieferant
- 🔴 hier stecken kaum oder keine Ballaststoffe drin

Der Gute-Laune-Faktor

Mit den richtigen Lebensmitteln können Sie sogar Ihre Stimmung verbessern. Notwendige Glücks-Ingredienzien sind beispielsweise Magnesium, Selen, Vitamin C, B-Vitamine, Eiweißbausteine (vor allem Tryptophan), DHA-Fett, gute Kohlenhydrate und Serotonin. All das fließt in den Gute-Laune-Faktor mit ein.

Natürlich macht auch Zucker glücklich. Allerdings nur mit einem kurzen Stimmungshoch. Daher erhalten stark zuckerreiche Lebensmittel nur einen gelben oder roten Gute-Laune-Punkt. Ebenso wichtig fürs Wohlbefinden ist der Fettgehalt eines Lebensmittels. Schlechte Fette sorgen dafür, dass Sie sich schlapp fühlen, leicht Entzündungen bekommen und sich nur langsam von Krankheiten erholen. Stark fetthaltige Lebensmittel haben daher einen gelben oder roten Gute-Laune-Punkt.

- 🟢 hoher Anteil an Glücksstoffen
- 🟡 mittlerer Anteil an Glücksstoffen
- 🔴 niedriger Anteil an Glücksstoffen

Der Plus-Faktor

Der Plus-Faktor zeigt an, ob ein Lebensmittel weitere Plus- oder Minuspunkte für sich verbuchen kann. Wenn ein Lebensmittel nur gesättigtes Fett oder nur Alkohol liefert, dann erhält es natürlich einen roten Punkt. Ebenso negativ werden bewertet: Purine, Nitritpökelsalze, Zusatzstoffe, Ultrahocherhitzung (z.B. bei Milchprodukten),

»leere« Kalorien, Acrylamid oder Konservierung mit Zucker (z.B. Kandieren). Zu den Pluspunkten zählen selbst zubereitete Speisen, Lebensmittel, die viele Vitalstoffe (z.B. vor Krebs schützende Stoffe) liefern oder kaum verarbeitet sind (rohe, milchsauer vergorene, in Essig eingelegte, getrocknete oder tiefgefrorene Speisen). Gelbe Punkte bekommen beispielsweise geräucherter Fisch, Fisch in Dosen ohne Zusatzstoffe und behandeltes (geschältes) Getreide.

● hoher Vitalstoffgehalt
● positive und negative Inhaltsstoffe halten sich die Waage
● mehr negative Inhaltsstoffe

Der Schlank-&-Fit-Faktor

Dieser Faktor ist quasi das Resultat aus allen anderen. Er verrät Ihnen, welche Lebensmittel Sie essen sollten und welche lieber nicht.

Da der GLYX-Faktor für das Abnehmen so wichtig ist, wird er bei der Ermittlung des Schlank-&-Fit-Faktors höher gewichtet als die restlichen Faktoren. Deshalb haben manche Lebensmittel nur einen gelben Schlank-&-Fit-Faktor, obwohl sie sonst super abschneiden.

Der Schlank-&-Fit-Faktor berücksichtigt auch den »glycemic load« (siehe Seite 5). Und zwar immer dann, wenn ein Lebensmittel zur GLYX-Falle wird, sobald man es in großen Mengen isst oder trinkt. Aus diesem Grund haben zum Beispiel Erbsen zwar einen grünen GLYX-Punkt, aber einen gelben Schlank-&-Fit-Faktor. Denn Erbsen haben einen hohen GL. Das Gleiche gilt für viele Säfte und für kohlenhydratreiche Beilagen wie Nudeln oder Pizza. Auch bei der Kombination mittlerer GLYX und Fett gibt es am Ende nur einen gelben oder roten Schlank-&-Fit-Faktor.

🏃 davon dürfen Sie viel essen
� nicht zu viel davon essen und am besten mit GLYX-niedrig kombinieren
🔴 Vorsicht: wenn, dann nur in Quäntchen genießen! Mit ganz viel Schlank-&-Fit-Faktor »grün« kombinieren.

Die zwölf wichtigsten GLYX-Regeln

1. Folgen Sie dem grünen Männchen

Halten Sie sich an den grünen Schlank-&-Fit-Faktor.

2. Meiden Sie GLYX-Schwergewichte

Roter GLYX ist purer Insulin-Produktionsstress für Ihre Bauchspeicheldrüse und Mastfutter für die Fettzellen.

3. Duo Infernale – GLYX »rot« plus Fett

Wer abnehmen will, sollte die fatale Kombi aus Fett und Zucker meiden. Kombinieren Sie also rote oder gelbe Fettpunkte nicht mit GLYX »rot« oder »gelb«.

4. Drei Mahlzeiten sind (oft) genug

Der Körper braucht die insulinfreie Zeit, um Fett abzubauen. Denn nur dann können Fettenzyme die ungeliebten Moleküle von Hüfte und Po abbauen.

5. Senken Sie den GLYX

Kombinieren Sie Lebensmittel mit gelbem und rotem GLYX mit doppelt so viel GLYX »grün«. Dann sinkt der GLYX. Den GLYX von Fruchtsäften können Sie einfach halbieren: mit Mineralwasser, Molke, Kefir, Butter- oder Sojamilch.

6. Abends GLYX »grün« plus Eiweiß

GLYX »grün«, vor allem Gemüse, plus viel Eiweiß lockt das Wachstumshormon – das ist ein Superfatburner.

7. Fatburner Eiweiß

Eiweiß sollte bei keiner Mahlzeit fehlen. Zapfen Sie auch die flüssigen Quellen an: Kefir, Molke, Soja- und Buttermilch liefern zudem die Fatburner-Mineralien Kalzium und Zink.

8. Zitruskick

Vitamin C sorgt dafür, dass die Aminosäuren aus dem Eiweiß schneller in die Körperzellen gelangen. Beträufeln Sie z. B. Fisch mit Zitrone, oder trinken Sie Zitronenwasser.

9. Mehr Fisch

Essen Sie mindestens dreimal in der Woche Fisch – auch fetten Seefisch. Der liefert neben den Fatburnern Eiweiß und Jod wertvolle Omega-3-Fettsäuren.

10. Trinken Sie richtig

Trinken Sie Wasser, Tee und Gemüsesaft, so viel Sie wollen; Kaffee ist erlaubt. Vorsicht mit Fruchtsaftgetränken, Soft- und Fitnessdrinks. Ohne Alkohol purzeln die Pfunde schneller. Aber etwas Wein darf sein, solange er trocken ist.

11. Süßes aus der Natur

Süßen Sie mit Honig, Ahornsirup und Apfeldicksaft. Dosieren Sie sparsam wie bei einem Gewürz. Süßstoff macht Hunger, gesunde Menschen brauchen ihn nicht. Das Löffelchen Zucker im Kaffee darf man ruhig ab und an genießen.

12. Ölwechsel

Meiden Sie gesättigte und gehärtete Fette aus Fertigprodukten, Billigmargarinen, Schmalz, Palmöl und Wurst. Fit-Fette bestehen vor allem aus ungesättigten Fettsäuren. Sie kommen in Pflanzenölen, Nüssen und Fisch vor.

GLYX-Führer durchs Restaurant

Lust aufs Restaurant? Kein Problem. Auf jeder Speisekarte finden Sie auch GLYX-niedrig-Leckereien.

Einheimische Küche

Als Vorspeise können Sie eine Suppe essen (Bouillon oder Tomatensuppe). Wählen Sie als Hauptgericht am besten Wild, Geflügel oder Fisch – mit einer großen Portion gedünstetem Gemüse, zwei kleinen Kartoffeln oder etwas Reis. Hauptsache, keine Knödel oder Pommes. Dazu trinken Sie Wasser, Apfelschorle oder ein Glas trockenen Wein.

Biergarten

Auch wenn es »Biergarten« heißt: Trinken Sie besser Wasser, Apfel- oder Weinschorle. Supergesund sind Radi und Radieschen. Oder eine Portion Sauerkraut. Auch GLYX-tauglich: Grillhähnchen ohne Haut, Steckerlfisch und Harzer Käse mit Zwiebelringen. Lieber meiden: Bratwürste, Spareribs, Pommes, Wurstsalat mit Brot.

Italiener

Gemischte Vorspeisen, Mozzarella mit Tomaten, Minestrone, Parmaschinken, Rindercarpaccio und Insalata mista sind in Ordnung. Essen Sie kein (oder nur wenig) Brot. Pizza ist tabu! Dafür dürfen Sie sich an die Nudeln machen (auch mit Parmesan). Ebenfalls gut: Fisch vom Grill oder Saltimbocca. Dazu trockenen Weißwein. Bestellen Sie statt Tiramisu lieber frische Früchte oder ein Fruchtsorbet.

Grieche und Türke

Ideale Vorspeisen: Artischocken mit Zaziki, gebratene Auberginen und Bauernsalat. Als Hauptgang Fisch (nicht paniert und frittiert), Souvlaki, Gyros, Döner oder Bifteki mit zwei Kartoffeln, etwas Reis oder Salat. Pitta ist besser als Weißbrot – trotzdem nur in Maßen genießen. Und Finger weg von Moussaka! Zum Nachtisch gibt es Joghurt mit Honig und Nüssen, zum Trinken trockenen Rotwein.

Franzose

Gerade die Klassiker sind wahre GLYX-Bomben. Doch absolut GLYX-gerecht sind die Fischspezialitäten – am besten mit Gemüse oder Salat und höchstens zwei kleinen Kartoffeln. Auch von Taboulé dürfen Sie naschen. Wein und Café au lait mit wenig Zucker sind okay.

Chinese, Koreaner und Thailänder

Bestellen Sie ein Gemüse- oder Hühnergericht. Halten Sie die Reisportion klein. Rot zeigt die Ampel bei Frühlingsrollen und süßsauren Saucen. Zum Trinken: grüner Tee.

Japaner

Ideales Fatburner-Restaurant (wenn Sie nichts Paniertes essen). Sushi mit rohem Fisch oder Gemüse, Salate mit Algen, Rinderfilet, Misosuppe mit Tofu – alles okay.

Inder

Vorsicht bei frittierten Speisen und Nan-Brot. Essen Sie sich an den Hauptspeisen satt. Currys (mit Gemüse oder Huhn), Tofugemüse, Tintenfisch oder rote Linsen zählen zu den Fatburnern. Dazu ein wenig Basmati-Reis. Super Getränke sind Lassi (aus Joghurt) oder Jasmintee.

Lebensmitteltabelle

In der folgenden Tabelle wurden der GLYX-Pyramide (siehe auch Seite 6) über 900 Lebensmittel zugeordnet. Um die Suche zu erleichtern, sind alle Lebensmittel innerhalb einer Gruppe alphabetisch geordnet. Für die schnelle Suche finden Sie im Register ab Seite 83 noch einmal alle Stichwörter von A–Z.

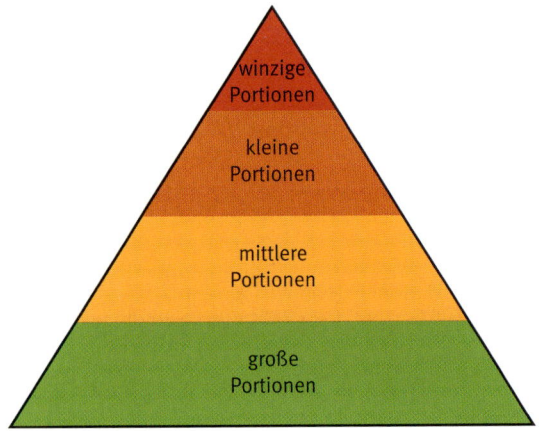

winzige
Portionen

kleine
Portionen

mittlere
Portionen

große
Portionen

Lebensmittel (verzehrbarer Anteil)	Kilokalorien pro 100 g kcal	GLYX-Faktor	Fett-Faktor
Obst		**Täglich genießen!**	
Acerola	16	🟢	🟢
Acerolakonzentrat	261	🟢	🟢
Ananas	55	🟠	🟢
Ananas (Dose), gezuckert	96	🔴	🟢
Apfel	54	🟢	🟢
Apfel, getrocknet	255	🟢	🟢
Apfelkompott, gezuckert	80	🟠	🟢
Apfelkompott, ungesüßt	64	🟢	🟢
Apfelmus ohne Zucker	64	🟢	🟢
Aprikose	43	🟠	🟢
Aprikose, getrocknet	240	🟢	🟢
Banane	94	🟠	🟢
Banane, getrocknet	384	🔴	🟢
Banane, reif	157	🔴	🟢
Birne	55	🟢	🟢
Brombeeren	44	🟢	🟢
Cherimoya (Anone)	63	🟠	🟢
Datteln, getrocknet	285	🔴	🟢
Erdbeeren	32	🟢	🟢
Feige	60	🟢	🟢
Feige, getrocknet	247	🟠	🟢
Granatapfel	69	🟢	🟢
Grapefruit	45	🟢	🟢
Guave	38	🟢	🟢
Hagebutten	89	🟠	🟢
Heidelbeeren	37	🟢	🟢
Himbeeren	33	🟢	🟢
Holunderbeeren	54	🟢	🟢

Eiweiß-Faktor	Herzschutz-Faktor	Faser-Faktor	Gute-Laune-Faktor	Plus-Faktor	Schlank-&-Fit-Faktor

Im Obstsalat »Rot« und »Gelb« mit viel »Grün« kombinieren.

Eiweiß-Faktor	Herzschutz-Faktor	Faser-Faktor	Gute-Laune-Faktor	Plus-Faktor	Schlank-&-Fit-Faktor
🔴	🟢	🟢	🟢	🟢	🚶 (grün)
🔴	🟢	🟡	🟢	🟡	🚶 (grün)
🔴	🟢	🟢	🟢	🟢	🚶 (gelb)
🔴	🟢	🟢	🟢	🔴	🚶 (rot)
🔴	🟢	🟢	🟢	🟢	🚶 (grün)
🔴	🟢	🟢	🟢	🟢	🚶 (grün)
🔴	🟢	🟢	🟡	🟢	🚶 (gelb)
🔴	🟢	🟢	🟢	🟢	🚶 (grün)
🔴	🟢	🟢	🟢	🟢	🚶 (grün)
🟡	🟢	🟢	🟢	🟢	🚶 (grün)
🔴	🟢	🟢	🟢	🟢	🚶 (gelb)
🟡	🟢	🟢	🟢	🟢	🚶 (rot)
🔴	🟢	🟢	🟢	🟢	🚶 (rot)
🔴	🟢	🟢	🟢	🟢	🚶 (grün)
🔴	🟢	🟢	🟢	🟢	🚶 (grün)
🔴	🟢	🟢	🟢	🟢	🚶 (gelb)
🔴	🟢	🟢	🟢	🟢	🚶 (rot)
🔴	🟢	🟢	🟢	🟢	🚶 (grün)
🔴	🟢	🟢	🟢	🟢	🚶 (grün)
🟡	🟢	🟢	🟢	🟢	🚶 (gelb)
🔴	🟢	🟢	🟢	🟢	🚶 (grün)
🔴	🟢	🟢	🟢	🟢	🚶 (grün)
🔴	🟢	🟢	🟢	🟢	🚶 (grün)
🔴	🟢	🟢	🟢	🟢	🚶 (gelb)
🔴	🟢	🟢	🟢	🟢	🚶 (grün)
🔴	🟢	🟢	🟢	🟢	🚶 (grün)
🟡	🟢	🟢	🟢	🟢	🚶 (grün)

Lebensmittel (verzehrbarer Anteil)	Kilokalorien pro 100 g kcal	GLYX-Faktor	Fett-Faktor
Honigmelone	54	🟡	🟢
Johannisbeeren, rot	33	🟢	🟢
Johannisbeeren, schwarz	39	🟢	🟢
Kaki	72	🟡	🟢
Kaktusfeige	38	🟢	🟢
Kirschen, sauer	53	🟢	🟢
Kirschen, süß	63	🟡	🟢
Kiwi	50	🟡	🟢
Kulturheidelbeeren	83	🟡	🟢
Kumquats	68	🟢	🟢
Limone	39	🟢	🟢
Litschis	75	🔴	🟢
Mandarine	46	🟢	🟢
Mango	59	🟡	🟢
Mirabellen	67	🟡	🟢
Mispeln	44	🟢	🟢
Nektarine	53	🟢	🟢
Obst (Dose, im Durchschnitt)	86	🟡	🟢
Orange	42	🟢	🟢
Papaya	13	🟡	🟢
Passionsfrucht	63	🟢	🟢
Pfirsich	43	🟢	🟢
Pflaumen	49	🟢	🟢
Pflaumen, getrocknet	222	🟢	🟢
Preiselbeeren	35	🟢	🟢
Preiselbeeren, gesüßt (Glas)	182	🔴	🟢
Quitte	38	🟢	🟢
Reineclauden	56	🟡	🟢
Rhabarber	13	🟢	🟢
Rosinen	276	🟡	🟢

Eiweiß-Faktor	Herzschutz-Faktor	Faser-Faktor	Gute-Laune-Faktor	Plus-Faktor	Schlank-&-Fit-Faktor
🔴	🟢	🟢	🟢	🟢	⬡
🔴	🟢	🟢	🟢	🟢	⬡
🔴	🟢	🟢	🟢	🟢	⬡
🔴	🟢	🟢	🟢	🟢	⬡
🔴	🟢	🟢	🟢	🟢	⬡
🔴	🟢	🟢	🟢	🟢	⬡
🔴	🟢	🟢	🟢	🟢	⬡
🔴	🟢	🟢	🟢	🟢	⬡
🔴	🟢	🟢	🟢	🟢	⬡
🔴	🟢	🟢	🟢	🟢	⬡
🔴	🟢	🟢	🟢	🟢	🔴⬡
🔴	🟢	🟢	🟢	🟢	⬡
🔴	🟢	🟢	🟢	🟢	🟡⬡
🔴	🟢	🟢	🟢	🟢	🟡⬡
🔴	🟢	🟢	🟢	🟢	⬡
🔴	🟢	🟢	🟢	🟢	⬡
🔴	🟡	🟢	🟡	🔴	🔴⬡
🔴	🟢	🟢	🟢	🟢	⬡
🔴	🟢	🟢	🟢	🟢	🟡⬡
🟡	🟢	🟢	🟢	🟢	⬡
🔴	🟢	🟢	🟢	🟢	⬡
🔴	🟢	🟢	🟢	🟢	⬡
🔴	🟢	🟢	🟢	🟢	⬡
🔴	🟢	🟢	🟢	🟢	⬡
🔴	🟡	🟢	🟡	🔴	🔴⬡
🔴	🟢	🟢	🟢	🟢	⬡
🔴	🟢	🟢	🟢	🟢	🟡⬡
🔴	🟢	🟢	🟢	🟢	⬡

Lebensmittel (verzehrbarer Anteil)	Kilokalorien pro 100 g kcal	GLYX-Faktor	Fett-Faktor
Sanddornbeeren	89	🟢	🟢
Stachelbeeren	37	🟢	🟢
Wassermelone	37	🔴	🟢
Weintrauben, blau	71	🟠	🟢
Weintrauben, grün, sauer	67	🟢	🟢
Zitrone	36	🟢	🟢
Zwetschgen	49	🟢	🟢

Gemüse

Algen	37	🟢	🟢
Artischocke	22	🟢	🟢
Aubergine	17	🟢	🟢
Avocado	221	🟢	🟢
Bleichsellerie (Stangen-, Staudensellerie)	15	🟢	🟢
Blumenkohl	22	🟢	🟢
Borretsch, frisch	23	🟢	🟢
Brennnesseln	12	🟢	🟢
Brokkoli	26	🟢	🟢
Brunnenkresse	18	🟢	🟢
Chicorée	16	🟢	🟢
Chinakohl	12	🟢	🟢
Eisbergsalat	13	🟢	🟢
Endiviensalat	10	🟢	🟢
Feldsalat	14	🟢	🟢
Fenchel	24	🟢	🟢
Frühlingszwiebeln	23	🟢	🟢
Gartenkresse	33	🟢	🟢
Grüner Pfeffer	16	🟢	🟢
Grünkohl (Braunkohl)	37	🟢	🟢
Ingwerwurzel	61	🟢	🟢

Eiweiß-Faktor	Herzschutz-Faktor	Faser-Faktor	Gute-Laune-Faktor	Plus-Faktor	Schlank-&-Fit-Faktor
🟡	🟢	🟢	🟢	🟢	🏃
🔴	🟢	🟢	🟢	🟢	🏃
🔴	🟢	🟢	🟢	🟢	🔶
🔴	🟢	🟢	🟢	🟢	🔶
🔴	🟢	🟢	🟢	🟢	🔶
🔴	🟢	🟢	🟢	🟢	🏃
🔴	🟢	🟢	🟢	🟢	🏃

Schlank- und Fitmedizin der Natur. Viel, viel, viel essen!

Eiweiß-Faktor	Herzschutz-Faktor	Faser-Faktor	Gute-Laune-Faktor	Plus-Faktor	Schlank-&-Fit-Faktor
🟢	🟢	🟢	🟢	🟢	🏃
🟢	🟢	🟢	🟢	🟢	🏃
🔴	🟢	🟢	🟢	🟢	🏃
🟡	🟢	🟢	🟢	🟢	🏃
🔴	🟢	🟢	🟢	🟢	🏃
🟢	🟢	🟢	🟢	🟢	🏃
🟡	🟢	🟢	🟢	🟢	🏃
🔴	🟢	🟢	🟢	🟢	🏃
🟢	🟢	🟢	🟢	🟢	🏃
🟡	🟢	🟢	🟢	🟢	🏃
🟡	🟢	🟢	🟢	🟢	🏃
🟡	🟢	🟢	🟢	🟢	🏃
🔴	🟢	🟢	🟢	🟢	🏃
🟡	🟢	🟢	🟢	🟢	🏃
🟡	🟢	🟢	🟢	🟢	🏃
🟢	🟢	🟢	🟢	🟢	🏃
🟡	🟢	🟢	🟢	🟢	🏃
🔴	🟢	🟢	🟢	🟢	🏃
🔴	🟢	🟡	🟢	🟢	🏃
🟢	🟢	🟢	🟢	🟢	🏃
🔴	🟢	🟡	🟢	🟢	🏃

Lebensmittel (verzehrbarer Anteil)	Kilokalorien pro 100 g	GLYX-Faktor	Fett-Faktor
	kcal		
Kapern	10	🟢	🟢
Knoblauch	139	🟢	🟢
Knollensellerie	18	🟢	🟢
Kohlrabi	24	🟢	🟢
Kopfsalat	12	🟢	🟢
Küchenkräuter, frisch	52	🟢	🟢
Kürbis	26	🔴	🟢
Lotuswurzel, frisch	79	🟢	🟢
Löwenzahnblätter	27	🟢	🟢
Mangold	14	🟢	🟢
Maniok	135	🔴	🟢
Meerrettich	63	🟢	🟢
Möhre (Karotte), gekocht	18	🟠	🟢
Möhre (Karotte), roh	28	🟢	🟢
Okraschoten	20	🟢	🟢
Oliven, grün	133	🟢	🟢
Oliven, schwarz	351	🟢	🟢
Pak Choi (Senf-/Blätterkohl)	13	🟢	🟢
Palmenherz, gegart (Glas/Dose)	31	🟢	🟢
Paprika	20	🟢	🟢
Pastinake	58	🔴	🟢
Petersilienwurzel	40	🟢	🟢
Porree (Lauch)	25	🟢	🟢
Portulak	11	🟢	🟢
Radicchio	13	🟢	🟢
Radieschen	14	🟢	🟢
Rettich	14	🟢	🟢
Rosenkohl	36	🟢	🟢
Rote Bete	41	🟠	🟢
Rotkohl	21	🟢	🟢

Eiweiß-Faktor	Herzschutz-Faktor	Faser-Faktor	Gute-Laune-Faktor	Plus-Faktor	Schlank-&-Fit-Faktor
rot	grün	gelb	grün	grün	🚶 (grün)
gelb	grün	gelb	grün	grün	🚶 (grün)
gelb	grün	grün	grün	grün	🚶 (grün)
gelb	grün	grün	grün	grün	🚶 (grün)
rot	grün	grün	grün	grün	🚶 (grün)
gelb	grün	gelb	grün	grün	🚶 (grün)
rot	grün	grün	grün	grün	⬡ (orange)
rot	grün	grün	grün	grün	🚶 (grün)
grün	grün	grün	grün	grün	🚶 (grün)
gelb	grün	grün	grün	grün	🚶 (grün)
rot	grün	grün	grün	grün	🔴 (rot)
grün	grün	gelb	grün	grün	🚶 (grün)
rot	grün	grün	grün	grün	⬡ (orange)
rot	grün	grün	grün	grün	🚶 (grün)
gelb	grün	grün	grün	grün	🚶 (grün)
gelb	grün	gelb	grün	grün	🚶 (grün)
rot	grün	grün	grün	grün	🚶 (grün)
grün	grün	grün	gelb	gelb	🚶 (grün)
rot	grün	grün	grün	grün	🚶 (grün)
gelb	grün	grün	grün	grün	⬡ (orange)
gelb	grün	grün	grün	grün	🚶 (grün)
gelb	grün	grün	grün	grün	🚶 (grün)
gelb	grün	gelb	grün	grün	🚶 (grün)
rot	grün	grün	grün	grün	🚶 (grün)
rot	grün	grün	grün	grün	🚶 (grün)
rot	grün	grün	grün	grün	🚶 (grün)
grün	grün	grün	grün	grün	🚶 (grün)
gelb	grün	grün	grün	grün	⬡ (orange)
gelb	grün	grün	grün	grün	🚶 (grün)

Lebensmittel (verzehrbarer Anteil)	Kilokalorien pro 100 g kcal	GLYX-Faktor	Fett-Faktor
Rucola	24	🟢	🟢
Salatgurke	12	🟢	🟢
Sauerampfer	21	🟢	🟢
Sauerkraut	17	🟢	🟢
Spargel	18	🟢	🟢
Spinat	15	🟢	🟢
Süßkartoffel (Batate)	108	🟠	🟢
Tomate	17	🟢	🟢
Weiße Rübe	25	🟢	🟢
Weißkohl	24	🟢	🟢
Wirsing	25	🟢	🟢
Yamswurzel	100	🟠	🟢
Zucchini	19	🟢	🟢
Zuckermais	86	🟠	🟢
Zwiebel	28	🟢	🟢

Gemüsegerichte

Bärlauchaufstrich (Bio)	388	🟢	🟢
Essiggurken (Glas)	16	🟠	🟢
Frühlingsrolle (TK, 150 g)*	203	🟠	🔴
Gazpacho	19	🟢	🟢
Gemüsebolognese (Bio, Glas)	80	🟢	🟢
Gemüsebratling	132	🟢	🟢
Gemüsebrühe, instant	19	🟢	🟢
Gemüsecremesuppe, instant	58	🟠	🟠
Gemüsecremesuppe, selbst gemacht	62	🟢	🟠
Gemüseeintopf	72	🟢	🟢
Gemüsemischung (TK)	34	🟢	🟢
Italienische Vorspeisen	ca. 200	🟢	🟢
Kohlsuppe (Dose)	18	🟠	🟢

Eiweiß-Faktor	Herzschutz-Faktor	Faser-Faktor	Gute-Laune-Faktor	Plus-Faktor	Schlank-&-Fit-Faktor
🟢	🟢	🟢	🟢	🟢	🚶
🔴	🟢	🟡	🟢	🟢	🚶
🟢	🟢	🟢	🟢	🟢	🚶
🟡	🟢	🟢	🟢	🟢	🚶
🟡	🟢	🟢	🟢	🟢	🚶
🟢	🟢	🟢	🟢	🟢	🚶
🟡	🟢	🟢	🟢	🟢	⬡
🔴	🟢	🟢	🟢	🟢	🚶
🔴	🟢	🟢	🟢	🟢	🚶
🟡	🟢	🟢	🟢	🟢	🚶
🟡	🟢	🟢	🟢	🟢	🚶
🔴	🟢	🟢	🟢	🟢	⬡
🟡	🟢	🟢	🟢	🟢	🚶
🟡	🟢	🟢	🟢	🟢	⬡
🟡	🟢	🟢	🟢	🟢	🚶

Hier bekommt nicht jedes Gemüse einen grünen Punkt.

Eiweiß-Faktor	Herzschutz-Faktor	Faser-Faktor	Gute-Laune-Faktor	Plus-Faktor	Schlank-&-Fit-Faktor
🟡	🟢	🟡	🟢	🟢	🚶
🔴	🟢	🟡	🟡	🟡	⬡
🟡	🟢	🟡	🟢	🟢	🔴
🟡	🟢	🟢	🟢	🟢	🚶
🟡	🟢	🟡	🟢	🟢	🚶
🟡	🟢	🟡	🟢	🟢	🚶
🔴	🟢	🔴	🟢	🟡	🚶
🔴	🟡	🔴	🔴	🔴	🔴
🟡	🟢	🟡	🟢	🟢	🚶
🟡	🟢	🟢	🟡	🟢	🚶
🟡	🟢	🟢	🟢	🟢	🚶
🔴	🟡	🟡	🔴	🔴	🔴

Lebensmittel (verzehrbarer Anteil)	Kilokalorien pro 100 g kcal	GLYX-Faktor	Fett-Faktor
Kürbis, süßsauer	42	🔴	🟢
Linsen-Grünkern-Pastete (Bio)	183	🟢	🟢
Magische Kohlsuppe, selbst gemacht	24	🟢	🟢
Minestrone	76	🟢	🟢
Nasigoreng	155	🟠	🟢
Nizza-Salat mit Thunfisch	90	🟢	🟢
Pesto, selbst gemacht	571	🟢	🟢
Pickles, milchsauer (Bio)	34	🟢	🟢
Pickles, süßsauer	36	🟠	🟢
Quorn (Fleischersatz aus Pilzeiweiß, Bio)	95	🟢	🟢
Rahmspinat (TK)	79	🟢	🟠

Pilze

	Kilokalorien pro 100 g kcal	GLYX-Faktor	Fett-Faktor
Austernpilze	11	🟢	🟢
Birkenpilze	18	🟢	🟢
Butterpilze	12	🟢	🟢
Champignons	15	🟢	🟢
Egerlinge	15	🟢	🟢
Hallimasch	15	🟢	🟢
Morcheln	12	🟢	🟢
Morcheln, getrocknet	98	🟢	🟢
Pfifferlinge	12	🟢	🟢
Pilze, getrocknet (im Durchschnitt)	110	🟢	🟢
Reizker	14	🟢	🟢
Rotkappen	14	🟢	🟢
Shiitake	50	🟢	🟢
Shiitake, getrocknet	293	🟢	🟢
Steinpilze	27	🟢	🟢
Trüffeln	70	🟢	🟢
Trüffeln, getrocknet	139	🟢	🟢

Eiweiß-Faktor	Herzschutz-Faktor	Faser-Faktor	Gute-Laune-Faktor	Plus-Faktor	Schlank-&-Fit-Faktor
🔴	🟡	🟡	🟡	🟡	🏃
🟡	🟡	🟡	🟡	🟡	🚶
🟡	🟡	🟡	🟡	🟡	🚶
🟡	🟡	🟡	🟡	🟡	🚶
🟡	🟡	🟡	🟡	🟡	⬡
🟡	🟡	🟡	🟡	🟡	🚶
🔴	🟡	🟡	🟡	🟡	🚶
🔴	🟡	🟡	🟡	🟡	⬡
🟡	🟡	🟡	🟡	🟡	🚶
🟡	🟡	🟡	🟡	🟡	⬡

Gesundheit aus dem Walde für die GLYX-Küche.

Eiweiß-Faktor	Herzschutz-Faktor	Faser-Faktor	Gute-Laune-Faktor	Plus-Faktor	Schlank-&-Fit-Faktor
🟢	🟢	🟢	🟢	🟢	🚶
🟢	🟢	🟢	🟢	🟢	🚶
🟡	🟢	🟢	🟢	🟢	🚶
🟡	🟢	🟢	🟢	🟢	🚶
🟡	🟢	🟢	🟢	🟢	🚶
🟡	🟢	🟢	🟢	🟢	🚶
🟡	🟢	🟢	🟢	🟢	🚶
🟡	🟢	🟢	🟢	🟢	🚶
🟢	🟢	🟢	🟢	🟢	🚶
🟡	🟢	🟢	🟢	🟢	🚶
🟡	🟢	🟢	🟢	🟢	🚶
🟢	🟢	🟢	🟢	🟢	🚶
🟢	🟢	🟢	🟢	🟢	🚶
🟢	🟢	🟢	🟢	🟢	🚶
🟢	🟢	🟢	🟢	🟢	🚶

Lebensmittel (verzehrbarer Anteil)	Kilokalorien pro 100 g kcal	GLYX-Faktor	Fett-Faktor
Pflanzliche Fette & Öle	Optimal: vier Esslöffel täglich!		
Avocadoöl	895	🟢	🟢
Backfett, pflanzlich	866	🟢	🔴
Distelöl	879	🟢	🟡
Erdnussöl	895	🟢	🟢
Frittierfett	1140	🟢	🔴
Hanföl	810	🟢	🟢
Haselnussöl	895	🟢	🟢
Kokosfett	894	🟢	🟡
Kürbiskernöl	896	🟢	🟢
Leinöl	896	🟢	🟢
Maiskeimöl	899	🟢	🟡
Mandelöl	882	🟢	🟢
Margarine	722	🟢	🔴
Margarine, Diät, hochwertig	360	🟢	🟡
Margarine, halbfett	368	🟢	🟡
Olivenöl	897	🟢	🟢
Palmkernfett	900	🟢	🔴
Palmöl	898	🟢	🔴
Rapsöl	900	🟢	🟢
Sesamöl	896	🟢	🟢
Sojaöl	899	🟢	🟡
Sonnenblumenöl	898	🟢	🟢
Traubenkernöl	896	🟢	🟡
Walnussöl	896	🟢	🟢
Weizenkeimöl	896	🟢	🟡

Eiweiß-Faktor	Herzschutz-Faktor	Faser-Faktor	Gute-Laune-Faktor	Plus-Faktor	Schlank-&-Fit-Faktor

Wählen Sie »Grün«, dann ist Öl pure Medizin.

Eiweiß-Faktor	Herzschutz-Faktor	Faser-Faktor	Gute-Laune-Faktor	Plus-Faktor	Schlank-&-Fit-Faktor
rot	grün	rot	grün	grün	grün
rot	rot	rot	rot	rot	rot
rot	gelb	rot	gelb	grün	orange
rot	grün	rot	grün	grün	grün
rot	rot	rot	rot	rot	rot
rot	grün	rot	grün	grün	grün
rot	rot	rot	grün	grün	grün
rot	rot	rot	rot	rot	rot
rot	grün	rot	grün	grün	grün
rot	gelb	rot	gelb	grün	orange
rot	grün	rot	grün	grün	grün
rot	rot	rot	rot	rot	rot
rot	gelb	rot	gelb	gelb	orange
rot	gelb	rot	gelb	grün	rot
rot	grün	rot	grün	grün	grün
rot	rot	rot	rot	rot	rot
rot	rot	rot	rot	rot	rot
rot	grün	rot	grün	grün	grün
rot	grün	rot	grün	grün	grün
rot	gelb	rot	gelb	grün	orange
rot	gelb	rot	gelb	grün	orange
rot	gelb	rot	gelb	grün	orange
rot	grün	rot	grün	grün	grün
rot	gelb	rot	gelb	grün	orange

Lebensmittel (verzehrbarer Anteil)	Kilokalorien pro 100 g kcal	GLYX-Faktor	Fett-Faktor
Hülsenfrüchte & Sprossen	Dieses wertvolle Eiweiß		
Alfalfa-(Luzerne-)Sprossen	31	🟢	🟢
Bambussprossen	17	🟢	🟢
Bohnen, gebacken in Tomatensauce	75	🟡	🟢
Bohnen, getrocknet	290	🟢	🟢
Bohnen, grün (Busch- und Stangenbohnen)	32	🟢	🟢
Bohnen, weiß	238	🟢	🟢
Bohnensprossen	34	🟢	🟢
Erbsen, grün, frisch	70	🟢	🟢
Getreidesprossen	24	🟢	🟢
Kichererbsen	306	🟢	🟢
Kichererbsensprossen	144	🟢	🟢
Kidney-Bohnen (Dose)	63	🟡	🟢
Kidney-Bohnen, getrocknet	180	🟢	🟢
Limabohnen	268	🟢	🟢
Linsen	270	🟢	🟢
Mungbohnen	269	🟢	🟢
Mungbohnensprossen	22	🟢	🟢
Saubohnen	309	🔴	🟢
Sojabohnen (Dose)	131	🟢	🟢
Sojabohnen, frisch	143	🟢	🟢
Sojabohnen, geröstet	359	🟢	🟢
Sojabohnen, getrocknet	416	🟢	🟢
Sojabohnen, Pulver, hochwertig	425	🟢	🟢
Zuckerschoten	70	🟡	🟢
Sojaprodukte	Wählen Sie täglich ein Sojaprodukt.		
Miso	115	🟢	🟢
Misosuppe, instant (Bio)	20	🟢	🟢

Eiweiß-Faktor	Herzschutz-Faktor	Faser-Faktor	Gute-Laune-Faktor	Plus-Faktor	Schlank-&-Fit-Faktor

so häufig wie möglich genießen.

Eiweiß-Faktor	Herzschutz-Faktor	Faser-Faktor	Gute-Laune-Faktor	Plus-Faktor	Schlank-&-Fit-Faktor
🟢	🟢	🟢	🟢	🟢	🚶
🟡	🟢	🟢	🟢	🟢	🚶
🟢	🟢	🟡	🟢	🟡	⬡
🟢	🟢	🟢	🟢	🟢	🚶
🟡	🟢	🟢	🟢	🟢	🚶
🟢	🟢	🟢	🟢	🟢	🚶
🟡	🟢	🟢	🟢	🟢	🚶
🟢	🟢	🟢	🟢	🟢	⬡
🟡	🟢	🟢	🟢	🟢	🚶
🟢	🟢	🟢	🟢	🟢	🚶
🟡	🟢	🟢	🟢	🟢	🚶
🟢	🟢	🟢	🟢	🟡	⬡
🟢	🟢	🟢	🟢	🟢	🚶
🟢	🟢	🟢	🟢	🟢	🚶
🟢	🟢	🟢	🟢	🟢	🚶
🟢	🟢	🟢	🟢	🟢	🚶
🟡	🟢	🟢	🟢	🟢	🚶
🟢	🟢	🟢	🟢	🟢	⬡
🟢	🟢	🟢	🟢	🟡	🚶
🟢	🟢	🟢	🟢	🟢	🚶
🟢	🟢	🟢	🟢	🟢	🚶
🟢	🟢	🟢	🟢	🟢	🚶
🟢	🟢	🔴	🟢	🟡	⬡
🟡	🟢	🟢	🟢	🟢	⬡

Herz und Hüfte freuen sich!

Eiweiß-Faktor	Herzschutz-Faktor	Faser-Faktor	Gute-Laune-Faktor	Plus-Faktor	Schlank-&-Fit-Faktor
🟡	🟢	🟡	🟢	🟢	🚶
🔴	🟢	🔴	🟢	🟢	🚶

Lebensmittel (verzehrbarer Anteil)	Kilokalorien pro 100 g kcal	GLYX-Faktor	Fett-Faktor
Soja-Bolognese (Glas)	93	🟢	🟢
Sojabratlinge	347	🟢	🟢
Sojacreme, mit Sonnenblumenöl (Cuisine)	190	🟢	🟡
Sojadessert Karamell	110	🟡	🟢
Sojajoghurt, natur	59	🟢	🟢
Sojajoghurt, Waldfrüchte	86	🟡	🟢
Sojamehl, vollfett	361	🟢	🟢
Sojamilch, flüssig	32	🟢	🟢
Sojapaste (Tofuaufstrich)	150	🟢	🟢
Sojasauce	75	🟢	🟢
Sojasauce (Shoyu/Tamari, Bio)	220	🟢	🟢
Sojaschnetzel	399	🟢	🟢
Sojaschrot	394	🟢	🟢
Sojasprossen	49	🟢	🟢
Sojatrunk plus Kalzium	45	🟢	🟢
Sojatrunk, Schokolade	83	🟡	🟢
Tempeh	190	🟢	🟢
Tofu	83	🟢	🟢
Tofu-Knacker	198	🟢	🟡
Tofu mit Mandeln und Nüssen	185	🟢	🟢

Nüsse & Samen

Bucheckern	588	🟢	🟢
Cashewnüsse	569	🟢	🟢
Edelkastanien, gegart	196	🟡	🟢
Erdnüsse	570	🟢	🟢
Haselnüsse	647	🟢	🟢
Kokosmilch	10	🟢	🟢
Kokosnuss, reif	363	🟢	🟢
Kokosraspel	606	🟢	🟡

Eiweiß-Faktor	Herzschutz-Faktor	Faser-Faktor	Gute-Laune-Faktor	Plus-Faktor	Schlank-&-Fit-Faktor
🟡	🟢	🟡	🟢	🟢	🚶
🟢	🟢	🟢	🟢	🟢	🚶
🟡	🟡	🔴	🟢	🟢	⬡
🟡	🟡	🔴	🟢	🟢	⬡
🟡	🟢	🔴	🟢	🟢	🚶
🟢	🟢	🔴	🟢	🟢	⬡
🟢	🟢	🟡	🟢	🟢	🚶
🟢	🟢	🟡	🟢	🟢	🚶
🟡	🟢	🟢	🟢	🟡	🚶
🔴	🟡	🔴	🟡	🔴	⬡
🔴	🟢	🔴	🟢	🟢	🚶
🟢	🟢	🟡	🟢	🟢	🚶
🟢	🟢	🟢	🟢	🟢	🚶
🟡	🟢	🟢	🟢	🟢	🚶
🟢	🟢	🟡	🟢	🟢	🚶
🟢	🟢	🟡	🟢	🟢	⬡
🟢	🟢	🔴	🟢	🟢	🚶
🟢	🟢	🔴	🟢	🟢	🚶
🟢	🟢	🟡	🟢	🟢	🚶
🟢	🟢	🟢	🟢	🟢	🚶

30 g Nüsse pro Tag schützen das Herz.

Eiweiß-Faktor	Herzschutz-Faktor	Faser-Faktor	Gute-Laune-Faktor	Plus-Faktor	Schlank-&-Fit-Faktor
🟢	🟢	🟢	🟢	🟢	🚶
🟢	🟢	🟢	🟢	🟢	🚶
🟡	🟢	🟢	🟢	🟢	⬡
🟢	🟢	🟢	🟢	🟢	🚶
🟢	🟢	🟢	🟢	🟢	🚶
🟡	🟢	🟡	🟢	🟢	🚶
🟡	🟢	🟢	🟢	🟢	🚶
🟡	🟢	🟢	🟢	🟡	⬡

Lebensmittel (verzehrbarer Anteil)	Kilokalorien pro 100 g kcal	GLYX-Faktor	Fett-Faktor
Kürbiskerne	560	🟢	🟢
Leinsamen	372	🟢	🟢
Macadamianüsse	687	🟢	🟢
Mandeln, süß	577	🟢	🟢
Mohnsamen	466	🟢	🟢
Paranüsse	673	🟢	🟢
Pecannüsse	692	🟢	🟢
Pinienkerne	674	🟢	🟢
Pistazienkerne	618	🟢	🟢
Sesam	559	🟢	🟢
Sonnenblumenkerne, geschält	580	🟢	🟢
Studentenfutter	483	🟡	🟢
Walnüsse	666	🟢	🟢
Wasserkastanien	110	🟢	🟢

Eier

Lebensmittel	kcal	GLYX-Faktor	Fett-Faktor
Ei, 58 g	84	🟢	🟡
Ei, gekocht	84	🟢	🟡
Eidotter, 19 g	68	🟢	🔴
Eierpfannkuchen	210	🟡	🟡
Eiklar, 33 g	16	🟢	🟢
Rührei mit 5 g Fett	120	🟢	🟡
Rührei mit Pilzen und Tomaten	120	🟢	🟡
Rührei mit Schinken und Käse	191	🟢	🔴
Spiegelei mit 5 g Fett	120	🟢	🟡

Milch & Milchprodukte   Machen schlank!

Lebensmittel	kcal	GLYX-Faktor	Fett-Faktor
Buttermilch	35	🟢	🟢
Buttermilch mit frischen Früchten	40	🟢	🟢
Buttermilch mit Fruchtzubereitung	75	🟡	🟢

Eiweiß-Faktor	Herzschutz-Faktor	Faser-Faktor	Gute-Laune-Faktor	Plus-Faktor	Schlank-&-Fit-Faktor
🟢	🟢	🟢	🟢	🟢	🚶
🟢	🟢	🟢	🟢	🟢	🚶
🟡	🟢	🟢	🟢	🟢	🚶
🟢	🟢	🟢	🟢	🟢	🚶
🟢	🟢	🟢	🟢	🟢	🚶
🟢	🟢	🟢	🟢	🟢	🚶
🟢	🟢	🟢	🟢	🟢	🚶
🟢	🟢	🟢	🟢	🟢	🚶
🟢	🟢	🟢	🟢	🟢	🚶
🟢	🟢	🟢	🟢	🟢	🚶
🟡	🟢	🟢	🟢	🟢	⬡
🟢	🟢	🟢	🟢	🟢	🚶
🟡	🟢	🟡	🟢	🟢	🚶

Ein Omelett mit Gemüse passt glyxlich am Morgen und Abend.

Eiweiß-Faktor	Herzschutz-Faktor	Faser-Faktor	Gute-Laune-Faktor	Plus-Faktor	Schlank-&-Fit-Faktor
🟢	🟡	🔴	🟢	🟢	⬡
🟢	🟡	🔴	🟢	🟢	⬡
🟢	🟡	🔴	🟢	🟢	⬡
🟢	🟡	🔴	🟢	🟡	🔴⬡
🟢	🟡	🔴	🟢	🟢	⬡
🟢	🟡	🔴	🟢	🟢	⬡
🟢	🟡	🟡	🟢	🟢	🚶
🟢	🔴	🔴	🟢	🟡	⬡
🟢	🟡	🔴	🟢	🟢	⬡

Wählen Sie ruhig 3,5 % – das schmeckt besser.

Eiweiß-Faktor	Herzschutz-Faktor	Faser-Faktor	Gute-Laune-Faktor	Plus-Faktor	Schlank-&-Fit-Faktor
🟢	🟢	🔴	🟢	🟢	🚶
🟢	🟢	🟢	🟢	🟢	🚶
🟢	🟡	🔴	🟢	🔴	⬡

Lebensmittel (verzehrbarer Anteil)	Kilokalorien pro 100 g kcal	GLYX-Faktor	Fett-Faktor
Crème double	400	🟢	🔴
Crème fraîche (30 %)	288	🟢	🔴
Dickmilch	61	🟢	🟢
Fruchtquark (20 %)	124	🟡	🟢
H-Milch (3,5 %)	64	🟢	🟡
Joghurt (3,5 %)	61	🟢	🟢
Joghurt mit Früchten, selbst gemacht	50	🟢	🟢
Joghurt mit Fruchtzubereitung (3,5 %)	101	🟡	🟢
Kefir (3,5 %)	61	🟢	🟢
Kondensmilch, gezuckert (8 %)	320	🟡	🟢
Magermilch (0,3 %)	35	🟢	🟢
Milch, fettarm (1,5 %)	47	🟢	🟢
Molke	24	🟢	🟢
Molke mit Fruchtgeschmack	52	🔴	🟢
Probiotisches Milchgetränk	61	🟡	🟢
Rohmilch, Vorzugsmilch	67	🟢	🟡
Saure Sahne (10 %)	117	🟢	🟢
Saure Sahne, extra	187	🟢	🟡
Schlagsahne (30 %)	309	🟢	🔴
Schmand (24 %)	239	🟢	🟡
Schwedenmilch	64	🟢	🟢
Vollmilch (3,5 %)	64	🟢	🟡
Zaziki	48	🟢	🟢

Käse & Quark

Appenzeller (50 %)	386	🟢	🔴
Bavaria Blue (70 %)	413	🟢	🔴
Bergkäse (45 %)	386	🟢	🟡
Bleu d'Auvergne (50 %)	358	🟢	🟡
Bleu de Bresse (50 %)	358	🟢	🟡

Eiweiß-Faktor	Herzschutz-Faktor	Faser-Faktor	Gute-Laune-Faktor	Plus-Faktor	Schlank-&-Fit-Faktor
gelb	rot	rot	gelb	gelb	🚶
rot	rot	rot	gelb	grün	🚶
grün	grün	grün	gelb	grün	🚶
grün	gelb	rot	gelb	rot	🚶
grün	gelb	rot	rot	rot	🏃 (rot)
grün	grün	grün	grün	grün	🚶
grün	grün	grün	grün	grün	🚶
grün	grün	grün	grün	rot	🚶
grün	grün	grün	grün	grün	🏃 (rot)
rot	gelb	grün	grün	rot	🏃 (rot)
grün	gelb	grün	grün	grün	🚶
grün	gelb	grün	grün	gelb	🚶
gelb	grün	grün	grün	grün	🚶
gelb	grün	rot	grün	rot	🏃 (rot)
gelb	grün	grün	grün	gelb	🚶
grün	gelb	grün	grün	grün	🚶
rot	grün	grün	grün	grün	🚶
rot	grün	rot	gelb	grün	🚶
rot	rot	rot	rot	grün	🚶
rot	gelb	rot	rot	grün	🚶
grün	grün	rot	grün	grün	🚶
grün	gelb	rot	grün	grün	🚶
grün	grün	gelb	grün	grün	🚶

Bei »Rot« nur ein kleines Stückchen genießen.

Eiweiß-Faktor	Herzschutz-Faktor	Faser-Faktor	Gute-Laune-Faktor	Plus-Faktor	Schlank-&-Fit-Faktor
grün	rot	rot	gelb	grün	🚶
gelb	rot	rot	gelb	grün	🚶
grün	rot	rot	gelb	grün	🚶
grün	gelb	rot	gelb	grün	🚶
grün	gelb	rot	gelb	grün	🚶

Lebensmittel (verzehrbarer Anteil)	Kilokalorien pro 100 g kcal	GLYX-Faktor	Fett-Faktor
Brie (50 %)	345	🟢	🟡
Butterkäse (30 %)	244	🟢	🟢
Butterkäse (60 %)	380	🟢	🔴
Cambozola (70 %)	413	🟢	🔴
Camembert (30 %)	206	🟢	🟢
Camembert (45 %)	280	🟢	🟡
Camembert (60 %)	378	🟢	🔴
Chester (Cheddar, 50 %)	393	🟢	🟡
Doppelrahmfrischkäse	340	🟢	🔴
Edamer (30 %)	253	🟢	🟢
Edamer (45 %)	354	🟢	🟡
Edelpilzkäse (60 %)	355	🟢	🔴
Emmentaler (45 %)	386	🟢	🟡
Esrom (45 %)	313	🟢	🟡
Favorel (Danbo, 45 %)	325	🟢	🟡
Feta (40 %)	218	🟢	🟢
Feta (45 %)	231	🟢	🟢
Frischkäsezubereitung (20 %)	134	🟢	🟢
Frischkäsezubereitung mit Kräutern (60 %)	251	🟢	🔴
Gorgonzola	358	🟢	🟡
Gouda (40 %)	300	🟢	🟢
Gruyère (45 %)	399	🟢	🔴
Käsefondue	253	🟢	🔴
Käsepastete mit Walnüssen (50 %)	314	🟢	🟡
Kochkäse (10 %)	101	🟢	🟢
Kochkäse (40 %)	187	🟢	🟢
Kochkäse, mager	84	🟢	🟢
Korbkäse (Handkäse)	126	🟢	🟢
Körniger Frischkäse	81	🟢	🟢
Leerdamer (45 %)	352	🟢	🟡

Eiweiß-Faktor	Herzschutz-Faktor	Faser-Faktor	Gute-Laune-Faktor	Plus-Faktor	Schlank-&-Fit-Faktor
🟢	🟡	🔴	🟡	🟢	⬡
🟢	🟡	🔴	🟢	🟢	⬡ (gehen)
🟢	🔴	🔴	🟡	🟢	⬡
🟡	🔴	🔴	🟡	🟢	⬡
🟢	🟡	🔴	🟢	🟢	⬡ (gehen)
🟢	🟡	🔴	🟡	🟢	⬡
🟢	🔴	🔴	🟡	🟢	⬡
🟢	🔴	🔴	🟡	🟢	⬡
🟢	🔴	🔴	🟡	🟢	🔴 (laufen)
🟢	🟡	🔴	🟢	🟢	⬡ (gehen)
🟢	🟡	🔴	🟡	🟢	⬡
🟡	🔴	🔴	🟡	🟢	⬡
🟢	🔴	🔴	🟡	🟢	⬡
🟢	🟡	🔴	🟡	🟢	⬡
🟢	🟡	🔴	🟡	🟢	⬡
🟢	🟡	🔴	🟡	🟢	⬡ (gehen)
🟢	🟡	🔴	🟡	🟢	⬡ (gehen)
🟡	🟡	🔴	🟡	🟡	⬡
🟡	🟡	🔴	🟡	🟡	⬡
🟢	🟡	🔴	🟡	🟢	⬡ (gehen)
🟢	🔴	🔴	🟢	🟢	⬡
🟡	🔴	🔴	🟡	🟡	🔴 (laufen)
🟡	🟡	🔴	🟡	🟡	🔴 (laufen)
🟡	🟡	🔴	🟡	🔴	🔴 (laufen)
🟡	🟡	🔴	🟡	🔴	🔴 (laufen)
🟢	🟡	🔴	🟢	🔴	🔴 (laufen)
🟢	🟡	🔴	🟢	🟢	⬡ (gehen)
🟢	🟢	🟢	🟢	🟢	⬡ (gehen)
🟢	🟡	🔴	🟡	🟢	⬡

Lebensmittel (verzehrbarer Anteil)	Kilokalorien pro 100 g kcal	GLYX-Faktor	Fett-Faktor
Limburger (20%)	187	🟢	🟢
Limburger (40%)	270	🟢	🟢
Maaslander (50%)	355	🟢	🟡
Mascarpone	460	🟢	🔴
Morbier (40%)	297	🟢	🟢
Mozzarella	225	🟢	🟢
Parmesan (32%)	386	🟢	🟡
Provolone	365	🟢	🟡
Pyrenäenkäse (50%)	356	🟢	🟡
Quark (40%)	160	🟢	🟡
Quark, mager	73	🟢	🟢
Raclette (48%)	343	🟢	🟡
Ricotta (20%)	164	🟢	🟢
Robiola (75%)	333	🟢	🔴
Romadur (20%)	187	🟢	🟢
Romadur (30%)	226	🟢	🟢
Scheibletten (20%)	207	🟢	🟢
Schichtkäse (10%)	80	🟢	🟢
Schichtkäse (50%)	175	🟢	🟡
Schmelzkäse (20%)	188	🟢	🟡
Schmelzkäse (45%)	264	🟢	🟡
Speisequark (20%)	102	🟢	🟢
Steppenkäse (45%)	325	🟢	🟡
Tête de Moine (50%)	386	🟢	🔴
Tilsiter (30%)	270	🟢	🟢
Tilsiter (45%)	358	🟢	🟡
Trappistenkäse (45%)	342	🟢	🟡
Weichkäse (70%)	366	🟢	🔴
Westberg (45%)	352	🟢	🟡
Westlight (30%)	271	🟢	🟢

Eiweiß-Faktor	Herzschutz-Faktor	Faser-Faktor	Gute-Laune-Faktor	Plus-Faktor	Schlank-&-Fit-Faktor
🟢	🟡	🔴	🟢	🟢	🟢
🟢	🟡	🔴	🟢	🟢	🟢
🟢	🟡	🔴	🟡	🟢	🟡
🟡	🔴	🔴	🔴	🟢	🟡
🟢	🟡	🔴	🟡	🟢	🟢
🟢	🟡	🔴	🟡	🟢	🟡
🟢	🟡	🔴	🟡	🟢	🟡
🟡	🟡	🔴	🟡	🟢	🟡
🟢	🟡	🔴	🟢	🟢	🟢
🟢	🟢	🔴	🟢	🟢	🟢
🟢	🟡	🔴	🟡	🟢	🟡
🟡	🔴	🔴	🟢	🟢	🟢
🟡	🔴	🔴	🟡	🟢	🟡
🟢	🟡	🔴	🟢	🟢	🟢
🟢	🟡	🔴	🟢	🟢	🔴
🟢	🟡	🔴	🟢	🟢	🟢
🟢	🟡	🔴	🟢	🟢	🟢
🟢	🟡	🔴	🟡	🔴	🔴
🟢	🔴	🔴	🟡	🔴	🟢
🟢	🟡	🔴	🟡	🟢	🟡
🟢	🟡	🔴	🟡	🟢	🟡
🟢	🔴	🔴	🟡	🟢	🟢
🟢	🟡	🔴	🟢	🟢	🟡
🟢	🔴	🔴	🟡	🟢	🟡
🟡	🔴	🔴	🟡	🟢	🟡
🟢	🟡	🔴	🟡	🟢	🟡
🟢	🟡	🔴	🟢	🟢	🟢

Lebensmittel (verzehrbarer Anteil)	Kilokalorien pro 100 g kcal	GLYX-Faktor	Fett-Faktor
Ziegenschnittkäse (48 %)	330	🟢	🟡
Ziegenweichkäse (45 %)	280	🟢	🟢

Süßwasser- & Seefisch

Aal, geräuchert	329	🟢	🟡
Aal, grün	280	🟢	🟡
Anchovis	323	🟢	🟢
Bachforelle	102	🟢	🟢
Bachsaibling	96	🟢	🟢
Bismarckhering (Dose)	180	🟢	🟢
Bouillabaisse	77	🟢	🟢
Brasse	116	🟢	🟢
Brathering	204	🟢	🟢
Bückling	224	🟢	🟢
Fischbrühe	23	🟢	🟢
Fischfrikadelle, selbst gemacht	158	🟢	🟢
Fischstäbchen, gebraten	193	🟢	🔴
Flunder	72	🟢	🟢
Flunder, geräuchert	110	🟢	🟢
Flussbarsch	81	🟢	🟢
Hecht	82	🟢	🟢
Heilbutt	101	🟢	🟢
Hering	233	🟢	🟢
Heringsfilets in Tomatensauce	204	🟢	🟢
Kabeljau	75	🟢	🟢
Karpfen	115	🟢	🟢
Katfisch (Steinbeißer)	88	🟢	🟢
Kaviar-Ersatz	115	🟢	🟡
Lachs	202	🟢	🟢
Lachs, geräuchert	289	🟢	🟢

Eiweiß-Faktor	Herzschutz-Faktor	Faser-Faktor	Gute-Laune-Faktor	Plus-Faktor	Schlank-&-Fit-Faktor
🟢	🟡	🔴	🟡	🟢	⬡
🟢	🟡	🔴	🟢	🟢	🚶

Damit schwimmen Sie ganz oben auf der Gesundheitswelle.

Eiweiß-Faktor	Herzschutz-Faktor	Faser-Faktor	Gute-Laune-Faktor	Plus-Faktor	Schlank-&-Fit-Faktor
🟢	🟡	🔴	🟢	🟡	⬡
🟢	🟡	🔴	🟢	🟢	⬡
🟡	🟢	🟢	🟢	🟢	🚶
🟢	🟢	🔴	🟢	🟢	🚶
🟢	🟢	🔴	🟢	🟢	🚶
🟢	🟢	🔴	🟢	🟡	🚶
🟢	🟢	🔴	🟢	🟢	🚶
🟢	🟢	🔴	🟢	🟢	🚶
🟢	🟢	🔴	🟢	🟡	⬡
🟢	🟢	🔴	🟢	🟢	🚶
🔴	🟢	🔴	🟢	🟢	🚶
🟢	🟢	🔴	🟢	🟢	🚶
🟢	🔴	🔴	🟢	🟡	🔴
🟢	🟢	🔴	🟢	🟢	🚶
🟢	🟢	🔴	🟢	🟡	🚶
🟢	🟢	🔴	🟢	🟢	🚶
🟢	🟢	🔴	🟢	🟢	🚶
🟢	🟢	🔴	🟢	🟢	🚶
🟢	🟢	🔴	🟢	🔴	⬡
🟢	🟢	🔴	🟢	🟢	🚶
🟢	🟢	🔴	🟢	🟢	🚶
🟢	🟢	🔴	🟢	🟢	🚶
🔴	🟡	🔴	🟡	🔴	🔴
🟢	🟢	🔴	🟢	🟢	🚶
🟢	🟢	🔴	🟢	🟡	🚶

Lebensmittel (verzehrbarer Anteil)	Kilokalorien pro 100 g kcal	GLYX-Faktor	Fett-Faktor
Makrele	180	🟢	🟢
Makrele, geräuchert	222	🟢	🟢
Matjeshering	267	🟢	🟢
Ölsardinen (Dose)	222	🟢	🟢
Renke	100	🟢	🟢
Rollmops	134	🟢	🟢
Rotbarsch	105	🟢	🟢
Rotbarsch, geräuchert	145	🟢	🟢
Russischer Kaviar	244	🟢	🟡
Salzhering	218	🟢	🟢
Sardine	118	🟢	🟢
Schellfisch	77	🟢	🟢
Schellfisch, geräuchert	93	🟢	🟢
Schillerlocke	300	🟢	🟡
Scholle	86	🟢	🟢
Seeaal, geräuchert	167	🟢	🟢
Seehecht	91	🟢	🟢
Seelachs	80	🟢	🟢
Seelachs, geräuchert	98	🟢	🟢
Seezunge	83	🟢	🟢
Steinbutt	82	🟢	🟢
Sushi mit Fisch	148	🟢	🟢
Teigtaschen mit Fisch gefüllt (Bio, TK)	155	🟡	🟡
Thunfisch	226	🟢	🟢
Thunfisch im eigenen Saft	226	🟢	🟢
Thunfisch in Öl	283	🟢	🟡
Tintenfisch	64	🟢	🟢
Zander	83	🟢	🟢

Eiweiß-Faktor	Herzschutz-Faktor	Faser-Faktor	Gute-Laune-Faktor	Plus-Faktor	Schlank-&-Fit-Faktor
🟢	🟢	🔴	🟢	🟢	🚶
🟢	🟢	🔴	🟢	🟡	🚶
🟢	🟢	🔴	🟢	🟡	⬡
🟢	🟢	🔴	🟢	🟡	⬡
🟢	🟢	🔴	🟢	🟡	🚶
🟢	🟢	🔴	🟢	🟡	⬡
🟢	🟢	🔴	🟢	🟡	🚶
🟢	🟢	🔴	🟢	🟢	🚶
🔴	🟡	🔴	🟢	🟢	⬡
🟢	🟢	🔴	🟢	🟢	⬡
🟢	🟢	🔴	🟢	🟢	🚶
🟢	🟢	🔴	🟢	🟢	🚶
🟢	🟢	🔴	🟢	🟡	⬡
🟢	🟢	🔴	🟢	🟢	🚶
🟢	🟢	🔴	🟢	🟢	🚶
🟢	🟡	🔴	🟢	🟡	🚶
🟢	🟢	🔴	🟢	🟢	🚶
🟢	🟢	🔴	🟢	🟢	🚶
🟢	🟢	🔴	🟢	🟢	🚶
🟡	🟡	🔴	🟢	🟡	⬡
🟢	🟢	🔴	🟢	🟡	🚶
🟢	🟢	🔴	🟢	🟡	🚶
🟢	🟢	🔴	🟢	🟡	⬡
🟢	🟢	🔴	🟢	🟢	🚶
🟢	🟢	🔴	🟢	🟢	🚶

Lebensmittel (verzehrbarer Anteil)	Kilokalorien pro 100 g kcal	GLYX-Faktor	Fett-Faktor
Muscheln & Krustentiere		Angst vor Cholesterin?	
Austern	66	🟢	🟢
Garnelen	87	🟢	🟢
Hummer	81	🟢	🟢
Jakobsmuscheln	77	🟢	🟢
Krabben (Dose)	92	🟢	🟢
Krebs	65	🟢	🟢
Krebsfleisch (Dose)	87	🟢	🟢
Languste	84	🟢	🟢
Meeresfrüchtecocktail	129	🟢	🟢
Miesmuscheln	51	🟢	🟢
Geflügel & Wild			
Ente	227	🟢	🟡
Fasan	135	🟢	🟢
Gans	342	🟢	🔴
Geflügeldöner im Brot*	573	🟡	🟡
Hase	113	🟢	🟢
Hirsch	112	🟢	🟢
Huhn, Brathuhn	166	🟢	🟡
Huhn, Suppenhuhn	257	🟢	🔴
Hühnerbrust mit Haut	145	🟢	🟡
Hühnerbrust ohne Haut	111	🟢	🟢
Hühnerkeule mit Haut	174	🟢	🟡
Kaninchen	152	🟢	🟢
Putenbrust ohne Haut	105	🟢	🟢
Putenkeule ohne Haut	114	🟢	🟢
Rebhuhn	222	🟢	🟡
Rehkeule (Schlegel)	97	🟢	🟢

Eiweiß-Faktor	Herzschutz-Faktor	Faser-Faktor	Gute-Laune-Faktor	Plus-Faktor	Schlank-&-Fit-Faktor

Unnötig, wenn Sie aus der GLYX-Küche angeln.

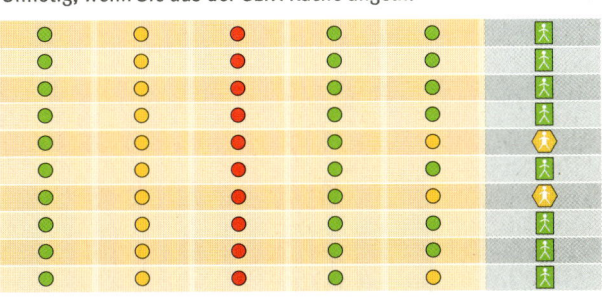

Bringen gesunde Abwechslung in die Bratenküche.

Lebensmittel (verzehrbarer Anteil)	Kilokalorien pro 100 g kcal	GLYX-Faktor	Fett-Faktor
Rehrücken	122	🟢	🟢
Taube	169	🟢	🟢
Truthahn (Pute)	157	🟢	🟡
Wachtel	175	🟢	🟢

Fleisch

Lebensmittel	kcal	GLYX-Faktor	Fett-Faktor
Cheeseburger*	360	🟡	🔴
Chili con Carne, Fertigprodukt	111	🟢	🟡
Cordon bleu, Kalb	183	🟡	🔴
Cordon bleu, Schwein	217	🟡	🔴
Fleischbrühe, instant	20	🟢	🟢
Frikadelle	156	🟢	🟢
Gelatine	338	🟢	🟢
Gulaschsuppe	62	🟢	🟡
Hamburger*	310	🟡	🔴
Hammelbrust	381	🟢	🔴
Innereien	ca. 120	🟢	🟡
Kalbsbrust	131	🟢	🟢
Kalbsdöner im Brot*	665	🟡	🟡
Kalbsfilet	95	🟢	🟢
Kalbskeule (Schlegel)	97	🟢	🟢
Kalbskotelett	112	🟢	🟡
Kalbsschnitzel	99	🟢	🟢
Königsberger Klopse	139	🟢	🔴
Lammfilet	112	🟢	🟢
Lammkeule (Schlegel)	234	🟢	🟡
Lammkotelett	348	🟢	🔴
Lammlende	194	🟢	🟡
Lammschnitzel	131	🟢	🟢
Ochsenschwanz	184	🟢	🔴

Eiweiß-Faktor	Herzschutz-Faktor	Faser-Faktor	Gute-Laune-Faktor	Plus-Faktor	Schlank-&-Fit-Faktor
🟢	🟡	🔴	🟢	🟢	🚶
🟢	🟡	🔴	🟢	🟢	🚶
🟢	🟡	🔴	🟢	🟢	🚶
🟢	🟡	🔴	🟢	🟢	🚶

Einmal die Woche darf man ruhig ein Stück »Rot« genießen.

Eiweiß-Faktor	Herzschutz-Faktor	Faser-Faktor	Gute-Laune-Faktor	Plus-Faktor	Schlank-&-Fit-Faktor
🟢	🔴	🔴	🟡	🔴	🔴
🟢	🟡	🔴	🟢	🟡	🟡
🟢	🔴	🔴	🟡	🟡	🔴
🟢	🔴	🔴	🟡	🔴	🟡
🔴	🟡	🔴	🟡	🟢	🟡
🟢	🟡	🔴	🟡	🔴	🟡
🟢	🟡	🔴	🟡	🟡	🟡
🟢	🟡	🔴	🟡	🟡	🟡
🟢	🔴	🔴	🟡	🟡	🟡
🟢	🟡	🔴	🟢	🟡	🟡
🟢	🔴	🔴	🟡	🔴	🟡
🟢	🟡	🔴	🟢	🟡	🟡
🟢	🔴	🟡	🟡	🟡	🟡
🟢	🟡	🔴	🟢	🟡	🟡
🟢	🟡	🔴	🟡	🟡	🟡
🟢	🟡	🔴	🟢	🟡	🟡
🟡	🔴	🔴	🟡	🟡	🔴
🟢	🟢	🔴	🟢	🟢	🚶
🟢	🟡	🔴	🟢	🟢	🟡
🟢	🟡	🔴	🟡	🟢	🟡
🟢	🟡	🔴	🟢	🟢	🟡
🟢	🔴	🔴	🟡	🟡	🔴

Lebensmittel (verzehrbarer Anteil)	Kilokalorien pro 100 g kcal	GLYX-Faktor	Fett-Faktor
Rind, Hochrippe (Dicke Rippe, Rostbraten)	161	🟢	🟡
Rinderfilet	121	🟢	🟢
Rinderhackfleisch	161	🟢	🟡
Rinderkamm (Hals)	150	🟢	🟡
Rinderkeule (Schlegel)	148	🟢	🟡
Rinderlende (Roastbeef)	130	🟢	🟢
Rindertatar	112	🟢	🟢
Schwein, Kasseler	214	🟢	🔴
Schweinebauch	261	🟢	🔴
Schweinebug (Schulter)	217	🟢	🔴
Schweinefilet	104	🟢	🟢
Schweinehackfleisch	179	🟢	🟡
Schweinehaxe (Eisbein)	186	🟢	🔴
Schweinekamm	191	🟢	🔴
Schweinekotelett	150	🟢	🟡
Schweinerückenspeck	759	🟢	🔴
Schweineschnitzel (Oberschale)	106	🟢	🟢

Wurst

Auf Qualität achten!

	kcal	GLYX-Faktor	Fett-Faktor
Berliner Knacker	326	🟢	🔴
Bierschinken	169	🟢	🟡
Blutpresssack	267	🟢	🔴
Bockwurst	277	🟢	🔴
Bockwurst mit Brötchen und Senf*	480	🟡	🔴
Bockwurst mit Kartoffelsalat und Senf*	465	🟡	🔴
Bratwurst (Schweinsbratwurst)	298	🟢	🔴
Bratwurst mit Brötchen und Senf*	571	🟡	🔴
Bündner Fleisch	236	🟢	🟢
Cabanossi	451	🟢	🔴
Cervelat	394	🟢	🔴

Eiweiß-Faktor	Herzschutz-Faktor	Faser-Faktor	Gute-Laune-Faktor	Plus-Faktor	Schlank-&-Fit-Faktor
🟢	🔴	🔴	🟡	🟡	🟠
🟢	🟡	🔴	🟢	🟡	🟡
🟢	🔴	🔴	🟡	🟡	🟡
🟢	🔴	🔴	🟡	🟡	🟡
🟢	🔴	🔴	🟡	🟡	🟡
🟢	🟡	🔴	🟡	🟡	🟡
🟢	🟡	🔴	🟡	🟡	🟡
🟢	🔴	🔴	🟡	🔴	🟠
🟢	🔴	🔴	🟡	🔴	🟠
🟢	🔴	🔴	🟡	🔴	🟠
🟢	🟡	🔴	🟢	🟡	🟡
🟢	🔴	🔴	🟡	🔴	🟠
🟢	🔴	🔴	🟡	🔴	🟠
🟢	🔴	🔴	🟡	🔴	🟠
🟢	🔴	🔴	🔴	🔴	🟠
🟢	🟡	🔴	🟢	🟡	🟡

Kleine Mengen auf GLYX-grün-Brot dürfen es sein.

Eiweiß-Faktor	Herzschutz-Faktor	Faser-Faktor	Gute-Laune-Faktor	Plus-Faktor	Schlank-&-Fit-Faktor
🟢	🔴	🔴	🟡	🔴	🟠
🟡	🔴	🔴	🟡	🔴	🟡
🟢	🔴	🔴	🟡	🔴	🟠
🟢	🔴	🔴	🟡	🔴	🟠
🟢	🔴	🔴	🟡	🔴	🟠
🟢	🔴	🟡	🟡	🔴	🟠
🟢	🔴	🔴	🟡	🔴	🟠
🟢	🔴	🔴	🟡	🔴	🟠
🟢	🟡	🔴	🟢	🟡	🟢
🟢	🔴	🟡	🟡	🔴	🟠
🟢	🔴	🔴	🟡	🔴	🟠

Lebensmittel (verzehrbarer Anteil)	Kilokalorien pro 100 g kcal	GLYX-Faktor	Fett-Faktor
Corned Beef	141	🟢	🟢
Currywurst mit Curryketchup	264	🟢	🔴
Dosenwürstchen	228	🟢	🔴
Fleischkäse (Leberkäse)	297	🟢	🔴
Fleischwurst	296	🟢	🔴
Frankfurter Würstchen	272	🟢	🔴
Gänseleberpastete	247	🟢	🟡
Geflügelwurst, mager	108	🟢	🟢
Gelbwurst (Hirnwurst)	281	🟢	🔴
Jagdwurst	205	🟢	🟡
Kalbsbratwurst	266	🟢	🔴
Knackwurst	300	🟢	🔴
Kochschinken	125	🟢	🟢
Lachsschinken	116	🟢	🟢
Leberpastete	314	🟢	🔴
Leberwurst, grob	326	🟢	🔴
Leberwurst, mager	257	🟢	🟡
Mettwurst (Braunschweiger)	390	🟢	🔴
Mortadella	345	🟢	🔴
Mortadella, fettarm	174	🟢	🟡
Münchner Weißwurst	287	🟢	🔴
Rentierschinken	118	🟢	🟢
Rotwurst (Blutwurst)	301	🟢	🔴
Salami	371	🟢	🔴
Schinken, roh, mit Fettrand	280	🟢	🔴
Schinken, roh, ohne Fettrand	182	🟢	🟡
Speck, durchwachsen	373	🟢	🔴
Truthahnfleischpastete	148	🟢	🟢
Truthahnmortadella	132	🟢	🟢
Wiener Würstchen	296	🟢	🔴

Eiweiß-Faktor	Herzschutz-Faktor	Faser-Faktor	Gute-Laune-Faktor	Plus-Faktor	Schlank-&-Fit-Faktor
🟢	🟡	🔴	🟢	🟡	🟡
🟢	🔴	🔴	🟡	🔴	🔴
🟢	🔴	🔴	🟡	🔴	🔴
🟢	🔴	🔴	🟡	🔴	🔴
🟡	🔴	🔴	🟡	🔴	🔴
🟢	🔴	🔴	🟡	🔴	🔴
🔴	🔴	🔴	🟡	🔴	🔴
🟡	🟡	🔴	🟡	🟡	🟢
🟡	🔴	🔴	🟡	🔴	🔴
🟢	🔴	🔴	🟡	🔴	🔴
🟢	🔴	🔴	🟡	🔴	🔴
🟢	🔴	🔴	🟡	🔴	🔴
🟢	🟡	🔴	🟢	🟡	🟢
🟢	🟡	🔴	🟢	🟡	🟢
🟡	🔴	🔴	🟡	🔴	🔴
🟡	🔴	🔴	🟡	🔴	🔴
🟡	🔴	🔴	🟡	🔴	🔴
🟡	🔴	🔴	🟡	🔴	🔴
🟢	🔴	🔴	🟡	🟡	🟡
🟢	🔴	🔴	🟡	🔴	🔴
🟢	🟡	🔴	🟢	🟢	🟢
🟢	🔴	🔴	🟡	🔴	🔴
🟢	🔴	🔴	🟡	🔴	🔴
🟡	🔴	🔴	🟡	🟡	🔴
🟢	🟡	🔴	🟡	🟡	🟡
🔴	🔴	🔴	🔴	🔴	🔴
🟡	🟡	🔴	🟡	🟡	🟢
🟡	🟡	🔴	🟡	🟡	🟢
🟢	🔴	🔴	🟡	🔴	🔴

Lebensmittel (verzehrbarer Anteil)	Kilokalorien pro 100 g kcal	GLYX-Faktor	Fett-Faktor

Müslis & Flocken

Ballaststoff-Flakes	326	🟢	🟢
Buchweizen-Flakes (Bio)	349	🟡	🟢
Chufas (Erdmandelflocken, Bio)	416	🟢	🟢
Cornflakes	356	🔴	🟢
Cornflakes (Vollkorn)	323	🔴	🟢
Crunchies, Pops & Loops	356	🔴	🟢
Frischkornbrei	105	🟢	🟢
Frosties	375	🔴	🟢
Früchtemüsli, gezuckert	336	🔴	🟢
Früchtemüsli ohne Zucker	331	🟢	🟢
Haferflocken	352	🟢	🟢
Haferflocken, instant	351	🟡	🟢
Haferkleie	310	🟢	🟢
Honigpops	375	🔴	🟢
Mehrkornflocken mit Honig	306	🟢	🟢
Müsli mit Schokolade	399	🔴	🟡
Müsli mit Zuckerzusatz	375	🔴	🟢
Reisflakes, gezuckert	407	🔴	🟢
Roggenflocken	307	🟢	🟢
Weizenkeime	314	🟢	🟢
Weizenkleie	174	🟢	🟢

Getreide & Mehl

Amaranth	365	🟢	🟢
Buchweizen, gegart (Vollkorn)	109	🟢	🟢
Buchweizenvollkornmehl	341	🟢	🟢
Bulgur	325	🟢	🟢
Couscous	226	🟡	🟢

Eiweiß-Faktor	Herzschutz-Faktor	Faser-Faktor	Gute-Laune-Faktor	Plus-Faktor	Schlank-&-Fit-Faktor

Clevere Kombi: Müsli plus Früchte plus Milchprodukt!

Eiweiß-Faktor	Herzschutz-Faktor	Faser-Faktor	Gute-Laune-Faktor	Plus-Faktor	Schlank-&-Fit-Faktor
gelb	grün	grün	grün	rot	gelb (mittel)
gelb	gelb	gelb	gelb	gelb	gelb (mittel)
grün	grün	grün	grün	grün	grün (fit)
gelb	rot	gelb	gelb	rot	rot (Stopp)
gelb	rot	gelb	gelb	rot	rot (Stopp)
gelb	gelb	gelb	gelb	rot	rot (Stopp)
grün	grün	grün	grün	grün	grün (fit)
gelb	grün	rot	rot	rot	rot (Stopp)
rot	gelb	gelb	gelb	gelb	gelb (mittel)
grün	grün	grün	grün	grün	grün (fit)
grün	grün	grün	grün	grün	grün (fit)
gelb	grün	gelb	gelb	rot	gelb (mittel)
gelb	grün	grün	grün	gelb	grün (fit)
gelb	rot	gelb	gelb	rot	rot (Stopp)
grün	grün	gelb	grün	rot	rot (Stopp)
grün	gelb	grün	grün	gelb	rot (Stopp)
gelb	rot	rot	gelb	rot	rot (Stopp)
grün	grün	grün	grün	grün	grün (fit)
grün	grün	grün	grün	grün	grün (fit)
gelb	grün	grün	grün	grün	grün (fit)

Lassen Sie Vollkorn den Vortritt!

Eiweiß-Faktor	Herzschutz-Faktor	Faser-Faktor	Gute-Laune-Faktor	Plus-Faktor	Schlank-&-Fit-Faktor
grün	grün	grün	grün	grün	grün (fit)
grün	grün	grün	grün	grün	grün (fit)
grün	grün	grün	grün	grün	grün (fit)
gelb	grün	grün	grün	grün	grün (fit)
gelb	grün	grün	grün	gelb	gelb (mittel)

Lebensmittel (verzehrbarer Anteil)	Kilokalorien pro 100 g kcal	GLYX-Faktor	Fett-Faktor
Dinkel (Grünkern), gegart	104	🟢	🟢
Dinkel (Grünkern), roh	336	🟢	🟢
Gerste	315	🟢	🟢
Getreidebratling	118	🟢	🟢
Getreidemischung, Schrot	333	🟢	🟢
Graupen	338	🟢	🟢
Grieß	328	🟡	🟢
Grießbrei	73	🟡	🟡
Grießklößchen	303	🟡	🟢
Grünkern-Gemüse-Bratling	144	🟢	🟢
Grünkernsuppe	99	🟢	🟢
Hafer	337	🟢	🟢
Haferbrei	161	🟡	🟢
Hirse, gegart	114	🔴	🟢
Mais	331	🟡	🟢
Maisstärke	346	🔴	🟢
Paniermehl	349	🔴	🟢
Polenta (Maisgrieß)	139	🔴	🟢
Quinoa	338	🟢	🟢
Roggen	296	🟢	🟢
Roggenmehl, Type 815	321	🟡	🟢
Roggenmehl, Type 1150	319	🟢	🟢
Roggenmehl, Type 1740	300	🟢	🟢
Roggenschrot, Type 1800	293	🟢	🟢
Seitan (Weizenprotein, Fleischersatz, Bio)	111	🟢	🟢
Tapioka (Sago)	349	🔴	🟢
Weizen	308	🟢	🟢
Weizenmehl, Type 405	335	🔴	🟢
Weizenmehl, Type 1050	331	🟢	🟢
Weizenstärke	347	🔴	🟢

Eiweiß-Faktor	Herzschutz-Faktor	Faser-Faktor	Gute-Laune-Faktor	Plus-Faktor	Schlank-&-Fit-Faktor
🟢	🟢	🟢	🟢	🟢	🟢
🟢	🟢	🟢	🟢	🟢	🟢
🟢	🟢	🟢	🟢	🟢	🟢
🟢	🟢	🟢	🟢	🟢	🟢
🟢	🟢	🟢	🟢	🟢	🟢
🟢	🟢	🟡	🟢	🟢	🟡
🟢	🟡	🟡	🟢	🟢	🟡
🟢	🟢	🟡	🟢	🟢	🟡
🟢	🟢	🟡	🟢	🟢	🟡
🟢	🟢	🟢	🟢	🟢	🟢
🟡	🟢	🟢	🟢	🟢	🟢
🟢	🟢	🟢	🟢	🟢	🟡
🟢	🟢	🟢	🟢	🟢	🟡
🟡	🟢	🟢	🟢	🟢	🟡
🔴	🔴	🔴	🔴	🔴	🔴
🔴	🔴	🔴	🔴	🔴	🔴
🟡	🟢	🟡	🟢	🟡	🟡
🟢	🟢	🟢	🟢	🟢	🟢
🟢	🟢	🟢	🟢	🟢	🟢
🟡	🟢	🟡	🟢	🟡	🟡
🟢	🟢	🟡	🟢	🟢	🟢
🟢	🟢	🟢	🟢	🟢	🟢
🟢	🟢	🟢	🟢	🟢	🟢
🟢	🟢	🟡	🟢	🟢	🟢
🟡	🔴	🔴	🔴	🔴	🔴
🟢	🟢	🟢	🟢	🟢	🟢
🟡	🔴	🔴	🟡	🟢	🔴
🟢	🟢	🟡	🟢	🟢	🟢
🔴	🔴	🔴	🔴	🔴	🔴

Lebensmittel (verzehrbarer Anteil)	Kilokalorien pro 100 g kcal	GLYX-Faktor	Fett-Faktor
Weizenvollkornmehl	298	🟢	🟢
Weizenvollkornschrot, Type 1700	302	🟢	🟢

Brot & Brötchen

Lebensmittel	kcal	GLYX-Faktor	Fett-Faktor
Bagel	254	🔴	🟡
Baguette	260	🔴	🟢
Buchweizen-Vollkornbrot	215	🟢	🟢
Fladenbrot, türkisches	235	🟡	🟢
Gerstenbrot	210	🟢	🟢
Haferkleiebrot	210	🟢	🟢
Hamburgerbrötchen	160	🔴	🟢
Hirsevollkornbrot	217	🔴	🟢
Knäckebrot	318	🔴	🟢
Knäckebrot, Vollkorn	312	🟡	🟢
Laugenbrezel und -brötchen	226	🔴	🟢
Maisfladenbrot	222	🔴	🟢
Mehrkornbrot, Vollkorn/Schrot	216	🟢	🟢
Misch-/Graubrot, Roggen-/Weizenmehl	211	🟡	🟢
Pfister Öko-Dinkel-Grünkern-Vollkornbrot	218	🟢	🟢
Pfister Öko-Sojabrot	208	🟢	🟢
Pfister Öko-Sonnenblumenbrot	233	🟢	🟢
Pumpernickel	182	🟢	🟢
Roggenbrot, Sauerteig	217	🟢	🟢
Roggenbrot, Vollkorn/Schrot	193	🟢	🟢
Roggenmischbrot mit Kleie	224	🟡	🟢
Toastbrot, Vollkorn	241	🟡	🟢
Toastbrot, weiß	253	🔴	🟢
Vollkornbrot mit Nüssen/Samen	213	🟢	🟢
Weißbrot	233	🔴	🟢
Weizenbrötchen	272	🔴	🟢

Eiweiß-Faktor	Herzschutz-Faktor	Faser-Faktor	Gute-Laune-Faktor	Plus-Faktor	Schlank-&-Fit-Faktor
🟢	🟢	🟢	🟢	🟢	🟢 (geht)
🟢	🟢	🟢	🟢	🟢	🟢 (geht)

Diese Kohlenhydratlieferanten als kleine Beilage genießen.

Eiweiß-Faktor	Herzschutz-Faktor	Faser-Faktor	Gute-Laune-Faktor	Plus-Faktor	Schlank-&-Fit-Faktor
🟡	🔴	🔴	🟡	🔴	🔴
🟡	🔴	🟢	🟡	🔴	🔴
🟡	🟢	🟢	🟢	🟢	🟢
🟡	🟡	🟢	🟡	🟡	🟡
🟢	🟢	🟢	🟢	🟡	🟢
🟢	🟢	🟢	🟢	🟢	🟢
🟡	🔴	🔴	🟡	🔴	🔴
🟢	🟢	🟢	🟢	🔴	🔴
🟡	🔴	🟢	🟡	🔴	🔴
🟡	🟡	🟢	🟡	🟡	🔴
🟡	🔴	🔴	🟡	🔴	🔴
🟡	🔴	🟡	🟡	🟡	🔴
🟡	🟢	🟢	🟢	🟡	🟢
🟡	🟡	🟢	🟡	🟡	🟡
🟡	🟢	🟡	🟢	🟡	🟢
🟢	🟢	🟢	🟢	🟢	🟢
🟡	🟢	🟢	🟢	🟢	🟢
🟢	🟢	🟢	🟢	🟡	🟢
🟡	🟢	🟡	🟢	🟢	🟢
🟢	🟢	🟢	🟢	🟢	🟢
🟡	🟢	🟢	🟢	🟢	🟡
🟡	🟡	🟢	🟢	🟢	🟡
🟡	🔴	🔴	🟡	🔴	🔴
🟢	🟢	🟢	🟢	🟢	🟢
🟡	🔴	🔴	🟡	🔴	🔴
🟡	🔴	🔴	🟡	🔴	🔴

Lebensmittel (verzehrbarer Anteil)	Kilokalorien pro 100 g kcal	GLYX-Faktor	Fett-Faktor
Weizenmischbrot (z. B. Krustenbrot)	226	🟡	🟢
Weizenschrotbrot (z. B. Grahambrot)	204	🟢	🟢
Weizenvollkornbrot	211	🟡	🟢

Kartoffeln

Backkartoffel, mit Thunfisch und Salat	173	🟡	🟢
Bratkartoffeln	160	🔴	🔴
Bratkartoffeln mit Speck und Zwiebeln	104	🔴	🔴
Gnocchi	152	🔴	🟢
Kartoffelkloß, roh, selbst gemacht	88	🟡	🟢
Kartoffelkroketten	136	🔴	🟢
Kartoffeln, gebacken	82	🔴	🟢
Kartoffelpuffer	153	🔴	🟢
Kartoffelpüree, Fertigprodukt	52	🔴	🟡
Kartoffelstärke	336	🔴	🟡
Kartoffelsuppe	42	🟡	🟢
Knödelpulver, halb & halb	326	🔴	🟢
Pellkartoffeln	70	🟡	🟢
Pellkartoffeln mit Quark	85	🟢	🟢
Pommes frites, ofenfertig	290	🔴	🔴
Salzkartoffeln	68	🟡	🟢

Teigwaren

Buchweizennudeln, roh	337	🟢	🟢
Eierteigwaren (Nudeln), roh	360	🟢	🟢
Glasnudeln aus Mungbohnen, roh	350	🟢	🟢
Käsespätzle	199	🟡	🔴
Käsetortellini	324	🟢	🔴
Nudeln, Hartweizengrieß, al dente	120	🟢	🟢
Nudeln, Hartweizengrieß, weich gekocht	120	🟡	🟢

Eiweiß-Faktor	Herzschutz-Faktor	Faser-Faktor	Gute-Laune-Faktor	Plus-Faktor	Schlank-&-Fit-Faktor
🟡	🟡	🟡	🟡	🟡	🟡
🟢	🟢	🟢	🟢	🟢	🟢
🟢	🟢	🟢	🟢	🟢	🟡

Natürlich genießen – ideal mit Salat, Fisch oder Quark.

Eiweiß-Faktor	Herzschutz-Faktor	Faser-Faktor	Gute-Laune-Faktor	Plus-Faktor	Schlank-&-Fit-Faktor
🟢	🟡	🟢	🟢	🟢	🔴
🟢	🔴	🟢	🟢	🟢	🔴
🟢	🟡	🟢	🟢	🟢	🔴
🟢	🟡	🟡	🟢	🟢	🔴
🟢	🟢	🟢	🟢	🟢	🔴
🟢	🔴	🟢	🟢	🟢	🔴
🟢	🟡	🟢	🟢	🟢	🔴
🟢	🔴	🟢	🟡	🔴	🔴
🟢	🔴	🟢	🟢	🔴	🔴
🔴	🔴	🔴	🔴	🔴	🔴
🟡	🟡	🟡	🟢	🟢	🟡
🟡	🔴	🟢	🟢	🟢	🔴
🟡	🟡	🟢	🟢	🟢	🟡
🟢	🟢	🟢	🟢	🟢	🟢
🟢	🔴	🟡	🟡	🔴	🔴
🟢	🟡	🟢	🟢	🟢	🟡

Gut für die Linie: »al dente«, kombiniert mit Gemüse.

Eiweiß-Faktor	Herzschutz-Faktor	Faser-Faktor	Gute-Laune-Faktor	Plus-Faktor	Schlank-&-Fit-Faktor
🟡	🟢	🟡	🟢	🟢	🟢
🟢	🟡	🔴	🟢	🟢	🟡
🟡	🟢	🟡	🟢	🟢	🟢
🟢	🔴	🟡	🟢	🟢	🔴
🟢	🔴	🟢	🟡	🟢	🔴
🟢	🟡	🔴	🟢	🟢	🟢
🟢	🟢	🔴	🟢	🟡	🟡

Lebensmittel (verzehrbarer Anteil)	Kilokalorien pro 100 g (kcal)	GLYX-Faktor	Fett-Faktor
Reisnudeln, gekocht	109	gelb	grün
Spätzle	167	gelb	gelb
Vollkornnudeln, roh	340	grün	grün

Reis

Lebensmittel (verzehrbarer Anteil)	Kilokalorien pro 100 g (kcal)	GLYX-Faktor	Fett-Faktor
Basmati-Reis	340	gelb	grün
Langkornreis, weiß, poliert, roh	340	gelb	grün
Milchreis mit Zucker	130	rot	gelb
Naturreis, roh	349	grün	grün
Naturreis, parboiled, roh	340	grün	grün
Reisbrei	124	gelb	grün
Reis, parboiled, roh	351	grün	grün
Reisstärke	343	rot	grün
Risotto (Rundkornreis)	347	rot	grün
Schnellkochreis, instant, roh	340	rot	grün
Wildreis, roh	333	gelb	grün

Beilagen & Sonstiges

Lebensmittel (verzehrbarer Anteil)	Kilokalorien pro 100 g (kcal)	GLYX-Faktor	Fett-Faktor
Flädle, Trockenprodukt	352	gelb	gelb
Paella	175	gelb	gelb
Pfannkuchen	71	gelb	gelb
Pizza mit Tomaten und Käse	236	gelb	gelb
Pizzabaguette	242	rot	gelb
Pizzateig	258	rot	grün
Quiche Lorraine	183	grün	gelb
Semmelknödel	169	gelb	gelb
Sushi ohne Fisch	148	gelb	grün
Toast Hawaii*	301	gelb	rot
Vollkorn-Pizza mit Gemüse	157	grün	grün
Zwiebelkuchen	232	gelb	rot

Eiweiß-Faktor	Herzschutz-Faktor	Faser-Faktor	Gute-Laune-Faktor	Plus-Faktor	Schlank-&-Fit-Faktor
🔴	🟡	🔴	🟡	🟡	gelb
🟢	🔴	🔴	🟡	🟢	gelb
🟢	🟢	🟢	🟢	🟢	grün

Natur, wild oder parboiled passt in die GLYX-Küche.

Eiweiß-Faktor	Herzschutz-Faktor	Faser-Faktor	Gute-Laune-Faktor	Plus-Faktor	Schlank-&-Fit-Faktor
🟡	🟡	🔴	🟢	🟡	gelb
🟡	🟡	🔴	🟡	🟡	gelb
🟡	🔴	🔴	🟡	🟡	rot
🟢	🟢	🟢	🟢	🟢	grün
🟢	🟢	🟢	🟡	🟢	grün
🟢	🟢	🟢	🟢	🟢	gelb
🟡	🟡	🟡	🟡	🟡	grün
🔴	🔴	🟡	🟡	🟡	rot
🟡	🔴	🟡	🟡	🟡	rot
🟡	🔴	🟡	🟡	🔴	rot
🟢	🟡	🟢	🟢	🟡	grün

Ein »Hoch« auf die Vollkorn-Pizza!

Eiweiß-Faktor	Herzschutz-Faktor	Faser-Faktor	Gute-Laune-Faktor	Plus-Faktor	Schlank-&-Fit-Faktor
🔴	🟡	🔴	🟡	🟡	gelb
🟢	🟡	🟡	🟡	🟡	gelb
🔴	🟡	🔴	🟡	🟡	gelb
🟡	🟡	🟡	🟡	🟡	rot
🟡	🔴	🔴	🟡	🔴	rot
🟡	🟡	🟡	🟡	🟡	rot
🟡	🟡	🔴	🟡	🟡	gelb
🟡	🟢	🟡	🟢	🟡	gelb
🟡	🟢	🟢	🟢	🟡	gelb
🟡	🔴	🟡	🟡	🔴	rot
🟢	🟢	🟢	🟢	🟢	grün
🟡	🟡	🟡	🟡	🟡	gelb

Lebensmittel (verzehrbarer Anteil)	Kilokalorien pro 100 g (kcal)	GLYX-Faktor	Fett-Faktor

Süßes

Lebensmittel	kcal	GLYX-Faktor	Fett-Faktor
Amerikaner	220	🔴	🔴
Anisplätzchen	385	🔴	🟢
Apfelkuchen, Hefeteig	140	🟡	🟢
Apfelkuchen, Mürbeteig	229	🟡	🟡
Apfelstrudel	156	🟡	🟡
Apfeltasche	215	🟡	🔴
Baiser	364	🔴	🟢
Baumkuchen	427	🔴	🔴
Bayerische Creme	215	🟡	🔴
Berliner Pfannkuchen (Krapfen)	317	🔴	🔴
Bienenstich, Hefeteig	300	🔴	🔴
Biskuitrolle	273	🔴	🟡
Bitterschokolade mit mehr als 70 % Kakao	520	🟢	🟢
Blätterteig (TK)	375	🔴	🔴
Bonbons (Hartkaramellen)	388	🔴	🟢
Bratapfel mit Nussfüllung	102	🟢	🟢
Bratapfel mit Vanillesauce	76	🟡	🟢
Brioches ohne Füllung	268	🔴	🟢
Buttercremetorte, Biskuit	316	🔴	🔴
Butterkeks	422	🔴	🔴
Butterkuchen	366	🔴	🔴
Croissant	508	🔴	🔴
Dampfnudel	335	🔴	🔴
Dinkelzwieback (Bio)	429	🟡	🟢
Dominosteine	386	🔴	🔴
Donut	320	🔴	🔴
Eclair mit Sahne	294	🟡	🔴
Eiscreme	200	🔴	🔴

Eiweiß-Faktor	Herzschutz-Faktor	Faser-Faktor	Gute-Laune-Faktor	Plus-Faktor	Schlank-&-Fit-Faktor

Winzige Häppchen lassen das Insulin in Frieden.

Eiweiß-Faktor	Herzschutz-Faktor	Faser-Faktor	Gute-Laune-Faktor	Plus-Faktor	Schlank-&-Fit-Faktor
🟡	🔴	🔴	🟡	🔴	🏃
🟡	🔴	🔴	🟡	🔴	🏃
🔴	🟢	🟡	🟡	🟡	🏃
🔴	🟡	🟡	🟢	🟡	🏃
🔴	🟡	🟢	🟢	🟡	🏃
🔴	🟡	🟡	🟢	🟡	🏃
🔴	🔴	🔴	🟡	🔴	🏃
🟡	🔴	🔴	🟡	🟡	🏃
🟢	🔴	🔴	🟡	🔴	🏃
🟡	🔴	🔴	🟡	🔴	🏃
🟡	🔴	🔴	🟡	🔴	🏃
🔴	🟢	🟡	🟢	🟢	🚶
🟡	🔴	🔴	🟡	🔴	🏃
🔴	🔴	🔴	🟡	🟡	🏃
🟡	🟢	🟢	🟢	🟢	🚶
🔴	🟡	🟢	🟡	🟡	🏃
🔴	🔴	🔴	🟡	🟡	🏃
🟡	🔴	🔴	🟡	🔴	🏃
🟡	🔴	🔴	🟡	🔴	🏃
🟡	🔴	🔴	🟡	🔴	🏃
🟡	🔴	🔴	🟡	🔴	🏃
🔴	🔴	🔴	🟡	🔴	🏃
🟡	🟡	🟡	🟢	🟡	🏃
🟡	🔴	🔴	🟡	🔴	🏃
🟡	🔴	🔴	🟡	🔴	🏃
🔴	🔴	🔴	🟡	🔴	🏃
🟡	🔴	🔴	🟡	🔴	🏃

Lebensmittel (verzehrbarer Anteil)	Kilokalorien pro 100 g kcal	GLYX-Faktor	Fett-Faktor
Eiskonfekt	522	🟡	🔴
Eis mit vielen Früchten	126	🟢	🟡
Elisenlebkuchen	412	🟡	🟡
Flammeri mit Erdbeeren	144	🟡	🟢
Frankfurter Kranz	363	🔴	🔴
Früchtebrot	289	🟡	🟢
Fruchtsorbet, selbst gemacht	56	🟢	🟢
Geleefrüchte	329	🔴	🟢
Germknödel	255	🔴	🔴
Gewürzkuchen	335	🔴	🟢
Gummibärchen	328	🔴	🟢
Halwa	379	🟡	🟢
Kaiserschmarren	276	🔴	🔴
Kandierte Früchte	263	🔴	🟢
Karamellcreme	108	🟡	🟡
Käsekuchen	230	🟡	🔴
Kaugummi	10	🟢	🟢
Kokosriegel	478	🟡	🔴
Lakritze	375	🔴	🟢
Löffelbiskuits	407	🔴	🟢
Mandelmakronen	376	🟡	🟡
Marmorkuchen	391	🔴	🔴
Marshmallows	333	🔴	🟢
Marzipan (Bio oder selbst gemacht)	453	🟡	🟢
Milchkaramellen	393	🔴	🟢
Mohnkuchen	355	🟡	🟡
Mousse au Chocolat	207	🟢	🟡
Muffins mit Heidelbeeren	281	🟡	🟡
Müsliriegel, gezuckert	375	🟡	🟡
Müsliriegel mit Honig	397	🟡	🟡

Eiweiß-Faktor	Herzschutz-Faktor	Faser-Faktor	Gute-Laune-Faktor	Plus-Faktor	Schlank-&-Fit-Faktor
🔴	🔴	🔴	🟡	🔴	🔴
🔴	🟢	🟢	🟢	🟡	🟡
🟡	🟡	🟡	🟢	🟡	🟡
🔴	🟡	🟡	🟢	🟡	🟡
🟡	🔴	🔴	🟡	🔴	🔴
🟡	🟢	🟡	🟢	🟢	🟡
🟡	🟡	🔴	🟢	🟢	🟩
🔴	🔴	🔴	🟡	🔴	🔴
🔴	🔴	🔴	🟡	🔴	🔴
🔴	🔴	🔴	🟡	🔴	🔴
🟡	🟡	🟡	🟢	🟡	🔴
🟢	🟡	🟡	🟡	🔴	🔴
🔴	🔴	🔴	🟡	🔴	🔴
🟡	🔴	🔴	🟡	🔴	🔴
🟡	🔴	🟡	🟢	🟡	🔴
🔴	🟢	🟡	🟡	🔴	🟩
🔴	🔴	🟡	🟡	🔴	🔴
🔴	🔴	🔴	🟡	🟡	🔴
🟡	🔴	🔴	🟡	🟡	🔴
🟡	🟡	🟡	🟢	🟡	🟡
🟡	🔴	🔴	🟡	🔴	🔴
🔴	🔴	🔴	🟡	🔴	🔴
🟡	🟡	🟡	🟢	🟢	🟡
🔴	🔴	🔴	🟡	🔴	🔴
🟢	🟡	🟡	🟢	🟡	🟡
🟡	🟡	🔴	🟢	🟡	🟡
🟡	🟡	🟡	🟡	🟡	🟡
🟡	🟡	🟢	🟡	🔴	🔴
🟡	🟡	🟢	🟢	🟢	🟡

Lebensmittel (verzehrbarer Anteil)	Kilokalorien pro 100 g kcal	GLYX-Faktor	Fett-Faktor
Nougat	500	🔴	🔴
Nusskrokant	451	🟡	🟢
Nusskuchen mit viel Nuss	436	🟡	🟡
Obstkuchen, Hefeteig	176	🟡	🟢
Popcorn, süß	368	🔴	🟢
Pralinen	502	🔴	🔴
Russisch Brot	388	🔴	🟢
Sahnetorte	365	🟡	🔴
Schokokuss	450	🔴	🟡
Schokolade, Vollmilch	526	🟡	🔴
Schokolade, Vollmilch mit 20 % Nüssen	556	🟡	🟡
Schokoladenkuchen	359	🔴	🟡
Schokoladenpudding	157	🟡	🟡
Spekulatius	489	🔴	🔴
Vollkornkeks	440	🟡	🔴
Vollkornzwieback	364	🟡	🟢
Waffelmischung	472	🔴	🔴
Weihnachtsstollen	377	🔴	🔴
Zwieback	368	🔴	🟢

Süßen und süße Aufstriche

Ahornsirup	275	🟡	🟢
Apfel-, Birnendicksaft	260	🟡	🟢
Erdnussbutter	597	🟢	🔴
Erdnussmus	590	🟢	🔴
Fruchtaufstrich mit Honig o. Ä.	132	🟢	🟢
Fruchtzucker (Fruktose)	400	🟢	🟢
Gelee (Glas)	244	🟡	🟢
Honig	325	🟡	🟢
Konfitüre (Glas)	266	🟡	🟢

Eiweiß-Faktor	Herzschutz-Faktor	Faser-Faktor	Gute-Laune-Faktor	Plus-Faktor	Schlank-&-Fit-Faktor
🔴	🔴	🔴	🟡	🔴	🧍
🟡	🟡	🟡	🟡	🟡	🧍
🟡	🟡	🟡	🟢	🟡	🧍
🟡	🟡	🟢	🟡	🟡	🧍
🟡	🔴	🟢	🟡	🟡	🧍
🔴	🔴	🔴	🟡	🔴	🧍
🔴	🔴	🔴	🟡	🔴	🧍
🟡	🔴	🔴	🟡	🔴	🧍
🟡	🔴	🔴	🟡	🔴	🧍
🔴	🔴	🔴	🟡	🔴	🧍
🔴	🔴	🔴	🟡	🟡	🧍
🟡	🔴	🔴	🟡	🔴	🧍
🟡	🔴	🔴	🟢	🔴	🧍
🟡	🔴	🔴	🟡	🔴	🧍
🟢	🟡	🟢	🟢	🟡	🧍
🟢	🟡	🟡	🟢	🟡	🧍
🟡	🔴	🟡	🟡	🟡	🧍
🟡	🔴	🟡	🟡	🟡	🧍
🟡	🟡	🟡	🟡	🔴	🧍

»Gelb« und »Rot« sind ab und zu erlaubt.

Eiweiß-Faktor	Herzschutz-Faktor	Faser-Faktor	Gute-Laune-Faktor	Plus-Faktor	Schlank-&-Fit-Faktor
🔴	🟢	🔴	🟢	🟢	🧍
🔴	🟢	🔴	🟢	🟢	🧍
🔴	🟡	🟡	🟢	🟢	🧍
🟡	🟢	🟡	🟢	🟢	🚶
🔴	🟢	🟡	🟢	🟢	🚶
🔴	🟡	🔴	🟡	🔴	🧍
🔴	🟡	🔴	🟢	🟡	🧍
🔴	🟢	🔴	🟢	🟢	🧍
🔴	🟡	🟡	🟡	🔴	🧍

Lebensmittel (verzehrbarer Anteil)	Kilokalorien pro 100 g kcal	GLYX-Faktor	Fett-Faktor
Maltodextrin	400	🔴	🟢
Maltose (Malzzucker)	400	🔴	🟢
Melassesirup, dunkel	278	🟡	🟢
Milchzucker	405	🟢	🟢
Nuss-Nougat-Creme	525	🟢	🔴
Nuss-Nougat-Creme (Reformhaus)	514	🟢	🟡
Süßstoff	0	🟡	🟢
Traubenzucker (Glukose)	405	🔴	🟢
Zucker	400	🟡	🟢

Salziges

Amaranth-Popcorn	364	🟡	🟢
Erdnussflips	529	🔴	🔴
Graham-Cracker	450	🔴	🟡
Kartoffelchips	535	🔴	🔴
Maischips (Nachos)	498	🔴	🔴
Mungbohnenchips	308	🟡	🟢
Popcorn, salzig	250	🟡	🟢
Puffreis	390	🔴	🟢
Reis-Cracker (Vollwert-Cracker)	250	🟡	🟢
Salzstangen	347	🔴	🟢
Tacoschalen	375	🟡	🔴

Würzen & Saucen

Apfelessig	20	🟢	🟢
Bäckerhefe, gepresst	83	🟢	🟢
Bäckerhefe, getrocknet	288	🟢	🟢
Backpulver	155	🟢	🟢
Balsamico	13	🟢	🟢
Barbecuesauce (Glas)	121	🟡	🟢

Eiweiß-Faktor	Herzschutz-Faktor	Faser-Faktor	Gute-Laune-Faktor	Plus-Faktor	Schlank-&-Fit-Faktor
🔴	🔴	🔴	🟡	🔴	🔴
🔴	🔴	🔴	🟡	🔴	🔴
🔴	🟡	🔴	🟢	🔴	🟡
🔴	🟢	🔴	🔴	🔴	🟡
🔴	🔴	🔴	🟡	🔴	🔴
🔴	🟡	🔴	🟢	🔴	🟡
🔴	🔴	🔴	🟢	🔴	🔴
🔴	🔴	🔴	🔴	🔴	🔴
🔴	🔴	🔴	🟡	🔴	🔴

Ein bisschen knabbern ist erlaubt, wählen Sie »Gelb«!

Eiweiß-Faktor	Herzschutz-Faktor	Faser-Faktor	Gute-Laune-Faktor	Plus-Faktor	Schlank-&-Fit-Faktor
🟢	🟢	🟢	🟢	🟢	🟡
🟡	🔴	🟡	🔴	🔴	🔴
🟡	🔴	🔴	🟡	🔴	🔴
🔴	🔴	🔴	🔴	🔴	🔴
🔴	🔴	🔴	🔴	🔴	🔴
🟢	🟢	🟢	🟢	🟢	🟡
🟡	🔴	🔴	🟡	🟢	🟡
🔴	🔴	🔴	🟢	🔴	🔴
🔴	🟡	🟡	🔴	🔴	🟡
🟡	🔴	🔴	🟡	🔴	🔴
🔴	🔴	🟡	🟡	🔴	🔴

Auch hier versteckt sich Zucker im Glas.

Eiweiß-Faktor	Herzschutz-Faktor	Faser-Faktor	Gute-Laune-Faktor	Plus-Faktor	Schlank-&-Fit-Faktor
🔴	🟢	🟡	🟢	🟢	🟢
🔴	🟢	🔴	🟢	🟢	🟢
🔴	🟢	🔴	🟢	🟡	🟡
🔴	🟡	🔴	🟢	🟢	🟡
🔴	🟡	🔴	🟢	🟢	🟢
🔴	🟡	🔴	🟢	🔴	🔴

Lebensmittel (verzehrbarer Anteil)	Kilokalorien pro 100 g kcal	GLYX-Faktor	Fett-Faktor
Béchamelsauce	91	🟡	🔴
Branntweinessig	20	🟢	🟢
Bratensauce (Dose)	52	🟡	🟡
Chilisauce mit Tomaten, selbst gemacht	126	🟢	🟢
Curryketchup	110	🟡	🟢
Grüne Sauce, selbst gemacht	235	🟢	🟢
Italian Dressing (Essig-Olivenöl)	508	🟢	🟢
Joghurt-Dressing, selbst gemacht	119	🟢	🟢
Karamelsauce	160	🔴	🟢
Knoblauch-Grillsauce (Glas)	118	🟡	🟢
Mayonnaise (80 %)	760	🟢	🔴
Mayonnaise, selbst gemacht mit Olivenöl	727	🟢	🟡
Meerrettich-Sahne-Sauce	139	🟢	🟡
Sambal Oelek	141	🟢	🟢
Sanddorn-Fruchtsauce	88	🟡	🟢
Senf, scharf	187	🟢	🟢
Senf, süß	125	🟡	🟢
Tomatenketchup	110	🟡	🟢
Tomatenketchup (Bio)	90	🟡	🟢
Tomatenmark	39	🟢	🟢
Vanillesauce	107	🟡	🟢
Worcestersauce	153	🟢	🟢

Tierische Fette

Lebensmittel	kcal	GLYX-Faktor	Fett-Faktor
Butter (Süß- und Sauerrahm)	754	🟢	🟡
Butter, halbfett	382	🟢	🟡
Butter mit Kräutern	650	🟢	🟡
Butterschmalz	897	🟢	🔴
Gänseschmalz	896	🟢	🔴
Schweineschmalz	898	🟢	🔴

Eiweiß-Faktor	Herzschutz-Faktor	Faser-Faktor	Gute-Laune-Faktor	Plus-Faktor	Schlank-&-Fit-Faktor
🔴	🔴	🔴	🟡	🔴	🔴 (Figur)
🔴	🟢	🔴	🟡	🔴	🟡 (Sechseck)
🔴	🟡	🔴	🔴	🔴	🔴 (Figur)
🔴	🟢	🟡	🟢	🟢	🟢 (Läufer)
🔴	🟡	🟢	🟢	🟡	🟡 (Sechseck)
🔴	🟡	🟡	🟢	🟢	🟢 (Läufer)
🔴	🟢	🟡	🟢	🟢	🟢 (Läufer)
🟡	🟢	🟢	🟢	🟢	🟢 (Läufer)
🔴	🟢	🔴	🔴	🔴	🔴 (Figur)
🔴	🟡	🟡	🔴	🔴	🔴 (Figur)
🔴	🟡	🔴	🔴	🔴	🔴 (Figur)
🔴	🟡	🟡	🟢	🟢	🟡 (Sechseck)
🔴	🟡	🟡	🟢	🟡	🟡 (Sechseck)
🔴	🟢	🟢	🟢	🟢	🟢 (Läufer)
🔴	🟡	🟡	🟢	🟢	🟢 (Läufer)
🔴	🟢	🟢	🟢	🟢	🟢 (Figur)
🔴	🟡	🟡	🟡	🟡	🟡 (Figur)
🔴	🟡	🟡	🟢	🟡	🟢 (Läufer)
🔴	🟢	🔴	🟢	🟡	🟢 (Läufer)
🟡	🟡	🔴	🟡	🟡	🔴 (Figur)
🔴	🟢	🔴	🟢	🟡	🟢 (Läufer)

Ein Flöckchen Butter verfeinert Gemüse und Saucen.

Eiweiß-Faktor	Herzschutz-Faktor	Faser-Faktor	Gute-Laune-Faktor	Plus-Faktor	Schlank-&-Fit-Faktor
🔴	🔴	🔴	🟡	🟢	🟡 (Sechseck)
🔴	🔴	🔴	🟡	🟢	🟡 (Sechseck)
🔴	🔴	🔴	🟡	🟢	🟡 (Sechseck)
🔴	🔴	🔴	🔴	🔴	🔴 (Figur)
🔴	🔴	🔴	🔴	🔴	🔴 (Figur)
🔴	🔴	🔴	🔴	🔴	🔴 (Figur)

Lebensmittel (verzehrbarer Anteil)	Kilokalorien pro 100 g kcal	GLYX-Faktor	Fett-Faktor

Alkoholfreie Getränke

Lebensmittel	kcal	GLYX	Fett
Acerolasaft	22	🟢	🟢
ACE-Saft (Bio)	47	🟡	🟢
Ananassaft	53	🟢	🟢
Apfelsaft, klar	57	🟢	🟢
Apfelsaft, naturtrüb	46	🟢	🟢
Apfelsaftschorle (1:3)	19	🟢	🟢
Aprikosensaft	44	🟢	🟢
Bananennektar	54	🔴	🟢
Beerensaft	38	🟢	🟢
Birnensaft	54	🟢	🟢
Bitterlimonade	32	🟡	🟢
Brause mit Fruchtgeschmack	42	🔴	🟢
Brennnesseltrunk	17	🟢	🟢
Colagetränk	61	🔴	🟢
Colamixgetränke	44	🔴	🟢
Direktsaft (Orange, Grapefruit)	33	🟢	🟢
Eiskaffee	229	🟡	🔴
Eistee, mit Zucker	23	🟡	🟢
Eistee, selbst gemacht mit 1 TL Honig	15	🟢	🟢
Energydrink	64	🔴	🟢
Espresso ohne Zucker	0	🟢	🟢
Filterkaffee ohne Zucker	0	🟢	🟢
Fruchtnektar	60	🔴	🟢
Fruchtsaft, frisch gepresst	42	🟢	🟢
Fruchtsaft, ungesüßt	40	🟢	🟢
Fruchtsaftgetränk	49	🔴	🟢
Fruchtsaftschorle (1:3)	16	🟢	🟢
Gemüsesaft (nicht Rote Bete u. Karotten)	32	🟢	🟢

Eiweiß-Faktor	Herzschutz-Faktor	Faser-Faktor	Gute-Laune-Faktor	Plus-Faktor	Schlank-&-Fit-Faktor

Wählen Sie »Grün« bei flüssigen Kohlenhydraten!

Eiweiß-Faktor	Herzschutz-Faktor	Faser-Faktor	Gute-Laune-Faktor	Plus-Faktor	Schlank-&-Fit-Faktor
🔴	🟢	🟡	🟢	🟢	🟢
🔴	🟡	🔴	🟡	🟡	🟡
🔴	🟢	🔴	🟡	🟡	🟡
🔴	🟡	🔴	🟡	🟡	🟡
🔴	🟢	🔴	🟡	🟡	🟢
🔴	🟢	🔴	🟡	🟡	🟡
🔴	🔴	🔴	🟡	🔴	🔴
🔴	🟡	🔴	🟡	🟡	🟢
🔴	🟢	🔴	🟡	🟡	🟡
🔴	🔴	🔴	🟡	🔴	🔴
🔴	🔴	🔴	🟡	🔴	🔴
🔴	🟢	🟡	🔴	🔴	🟢
🔴	🟡	🔴	🔴	🔴	🔴
🔴	🟢	🟡	🟡	🔴	🟡
🟡	🔴	🔴	🔴	🔴	🔴
🔴	🔴	🔴	🟡	🟡	🔴
🔴	🟢	🔴	🟢	🟢	🟢
🔴	🔴	🔴	🔴	🔴	🔴
🔴	🟡	🔴	🟢	🟡	🟢
🔴	🟡	🔴	🟢	🟡	🟢
🔴	🔴	🔴	🟡	🟡	🔴
🔴	🟢	🟡	🟢	🟡	🟡
🔴	🟢	🔴	🟢	🟡	🟡
🔴	🔴	🔴	🟡	🟡	🔴
🔴	🟢	🔴	🟢	🟢	🟢
🔴	🟢	🟡	🟢	🟢	🟢

Lebensmittel (verzehrbarer Anteil)	Kilokalorien pro 100 g kcal	GLYX-Faktor	Fett-Faktor
Gerstenmalzgetränk	377	🔴	🔴
Grapefruitsaft, frisch gepresst	36	🟢	🟢
Haferdrink	34	🟢	🟢
Kakaogetränk mit Wasser, ungezuckert	22	🟢	🟢
Kakaotrunk (Magermilch, ungezuckert)	52	🟢	🟢
Kakaotrunk (3,5 % Fett, gezuckert)	131	🔴	🟡
Karottensaft	22	🟡	🟢
Limonade	42	🔴	🟢
Malzbier (Malztrunk)	48	🔴	🟢
Malzkaffee (Getreidekaffee)	2	🟢	🟢
Milchkaffee ohne Zucker	32	🟢	🟢
Mineralwasser	0	🟢	🟢
Multivitamin-Nektar mit Süßstoff	32	🟡	🟢
Orangensaft, frisch gepresst	46	🟢	🟢
Orangensaft, ungesüßt	44	🟢	🟢
Reismilch (Bio)	50	🟡	🟢
Rote-Bete-Saft	36	🟡	🟢
Sanddornbeerensaft	40	🟢	🟢
Sauerkrautsaft	12	🟢	🟢
Softdrinks	8	🟡	🟢
Sojamilch	32	🟢	🟢
Spinatsaft	9	🟢	🟢
Sportgetränke (isotonische Drinks)	115	🔴	🟢
Tee, Früchte	0	🟢	🟢
Tee, Kräuter	0	🟢	🟢
Tee, schwarz und grün	0	🟢	🟢
Tomatensaft	17	🟢	🟢
Traubensaft	68	🟡	🟢
Zichorienkaffee	3	🟢	🟢
Zitronensaft	27	🟢	🟢

Eiweiß-Faktor	Herzschutz-Faktor	Faser-Faktor	Gute-Laune-Faktor	Plus-Faktor	Schlank-&-Fit-Faktor
🟢	🔴	🔴	🟡	🟡	🔴
🔴	🟡	🟡	🟡	🟡	🟢
🟡	🟢	🟡	🟡	🟡	🟢
🔴	🟢	🟡	🟡	🟡	🟢
🟢	🟡	🟡	🟡	🟡	🟡
🟢	🔴	🟡	🟡	🟡	🔴
🔴	🟢	🟡	🟡	🟡	🟡
🔴	🟢	🔴	🔴	🔴	🔴
🔴	🔴	🔴	🔴	🔴	🔴
🔴	🟢	🔴	🟢	🟢	🟢
🟡	🟡	🔴	🟢	🟡	🟢
🔴	🟢	🔴	🟢	🟢	🟢
🔴	🟡	🔴	🟢	🟢	🔴
🔴	🟢	🟡	🟢	🟢	🟡
🔴	🟢	🟡	🟢	🟡	🟡
🔴	🟢	🟡	🟢	🟢	🟡
🔴	🟢	🟡	🟢	🟢	🟡
🔴	🟢	🔴	🟢	🟢	🟢
🔴	🟢	🟡	🟢	🟢	🟢
🔴	🟡	🔴	🟡	🔴	🔴
🟢	🟢	🟡	🟢	🟢	🟢
🔴	🟢	🟡	🟢	🟢	🟢
🔴	🔴	🔴	🟡	🟡	🔴
🔴	🟢	🟢	🟢	🟢	🟢
🔴	🟢	🟡	🟢	🟢	🟢
🔴	🟢	🔴	🟢	🟢	🟢
🔴	🟢	🟡	🟢	🟢	🟢
🔴	🟢	🟡	🟢	🟢	🟡
🔴	🟢	🔴	🟢	🟢	🟢
🔴	🟢	🔴	🟢	🟢	🟢

Lebensmittel (verzehrbarer Anteil)	Kilokalorien pro 100 g kcal	GLYX-Faktor	Fett-Faktor

Alkoholische Getränke

Lebensmittel	kcal	GLYX	Fett
Alkoholfreies Schankbier	28	🔴	🟢
Altbier, dunkles	43	🔴	🟢
Bier mit Limonade	34	🔴	🟢
Bitterlikör	248	🟡	🟢
Calvados	313	🔴	🟢
Champagner	79	🟢	🟢
Dessertweine	160	🔴	🟢
Eierlikör	284	🔴	🟡
Exportbier, hell	47	🔴	🟢
Federweißer	76	🟢	🟢
Gin	262	🟢	🟢
Glühwein	105	🟡	🟢
Klare Schnäpse	185	🟢	🟢
Liköre (30 %)	166	🔴	🟢
Most (Apfelwein), trocken	43	🟢	🟢
Pils	42	🔴	🟢
Roséwein	71	🟢	🟢
Rotwein, trocken	74	🟢	🟢
Sekt, trocken	83	🟢	🟢
Sherry, trocken	117	🟢	🟢
Wein, halbtrocken	68	🟡	🟢
Weißwein, trocken	70	🟢	🟢
Weißweinschorle	35	🟢	🟢
Weizenvollbier	46	🔴	🟢
Whisky (43 %)	238	🟢	🟢
Wodka	231	🟢	🟢

Eiweiß-Faktor	Herzschutz-Faktor	Faser-Faktor	Gute-Laune-Faktor	Plus-Faktor	Schlank-&-Fit-Faktor

Ein Gläschen trockener Wein erfreut das Herz und die Linie.

Eiweiß-Faktor	Herzschutz-Faktor	Faser-Faktor	Gute-Laune-Faktor	Plus-Faktor	Schlank-&-Fit-Faktor
rot	gelb	rot	grün	grün	orange
rot	gelb	rot	grün	grün	orange
rot	rot	rot	gelb	gelb	orange
rot	rot	rot	gelb	gelb	orange
rot	rot	rot	rot	rot	orange
rot	grün	rot	grün	grün	gelb
rot	rot	rot	grün	grün	orange
rot	rot	rot	rot	rot	orange
rot	gelb	rot	grün	grün	orange
rot	rot	rot	gelb	gelb	gelb
rot	rot	rot	rot	rot	orange
rot	gelb	rot	gelb	gelb	orange
rot	rot	rot	rot	rot	orange
rot	rot	rot	rot	rot	orange
rot	gelb	rot	grün	grün	gelb
rot	gelb	rot	grün	grün	orange
rot	grün	rot	grün	grün	gelb
rot	grün	rot	grün	grün	gelb
rot	grün	rot	grün	grün	gelb
rot	gelb	rot	gelb	gelb	orange
rot	gelb	rot	gelb	gelb	orange
rot	grün	rot	grün	grün	gelb
rot	grün	rot	grün	grün	grün
rot	gelb	rot	grün	grün	orange
rot	rot	rot	rot	rot	orange
rot	rot	rot	rot	rot	orange

Zum Nachschlagen

Bücher, die weiterhelfen

Elmadfa, Ibrahim/Aign, Waltraute/Muskat, Erich/ Fritzsche, Doris: Die große GU Nährwert-Kalorien-Tabelle 2004/05. Gräfe und Unzer Verlag, München

Grillparzer, Marion: GLYX-Diät. Abnehmen mit Glücks-Gefühl; GLYX-Diät. Das Kochbuch; Meine GLYX-Zahlen; Das große GLYX-Kochbuch; GLYX. Der 4-Wochen-Power-Plan; Mini-Trampolin: Schlank & fit im Flug; KörperWissen. Entdecken Sie Ihre innere Welt. Alle Titel: Gräfe und Unzer Verlag, München

Infos online

GLYX-Datenbank auf Englisch:
www.glycemicindex.com

GLYX-Forum für Erfahrungsaustausch:
www.die-glyx-diaet.de

Zum Bestellen: GLYX-Kiste, Trampolin & Co.

Sie suchen Dinge, die das Leben leichter machen? Dazu gehört das Fatburner-Mini-Trampolin, das extra für die Autorin entwickelt wurde. Es bringt auf fröhliche Art und Weise Bewegung ins Leben – im Alter von drei bis 99 Jahren. 20 Minuten auf dem Trampolin bringen genauso viel wie 30 Minuten Joggen. Gibt's für vier Gewichtsklassen.

Auch das macht das Leben leichter: die GLYX-Starter-Kiste, Pulsuhr, Körperfettwaage, Mixer, Flockenquetsche, Getreidemühle – und der Galileo, das Vibrationsgerät, das im Zeitraffer die Muskeln trainiert.

Fidolino liefert alles, was die Autorin empfiehlt und für sie entwickelt wurde, zu Ihnen nach Hause. Informationen und Bestellung unter
www.fidolino.com
E-Mail info@fidolino.com
Tel. 0 81 21/47 88 16
Fax 0 81 21/47 88 17

Pfisterbrote erhalten Sie unter
www.hofpfisterei.de

Register
der Lebensmittel

Leberwurst, mager 54
Leerdamer 40
Leinöl 30
Leinsamen 36
Liköre 80
Limabohnen 32
Limburger 42
Limonade 78
Limone 20
Linsen 32
Linsen-Grünkern-Pastete 28
Litschis 20
Löffelbiskuits 68
Lotuswurzel, frisch 24
Löwenzahnblätter 24

Maaslander 42
Macadamianüsse 36
Magermilch (0,3 %) 38
Magische Kohlsuppe 28
Mais 58
Maischips 72
Maisfladenbrot 60
Maisgrieß, s. Polenta
Maiskeimöl 30
Maisstärke 58
Makrele 46
Makrele, geräuchert 46
Maltodextrin 72
Maltose 72
Malzbier 78
Malzkaffee 78
Malztrunk, s. Malzbier
Malzzucker, s. Maltose
Mandarine 20
Mandelmakronen 68
Mandeln, süß 36
Mandelöl 30
Mango 20
Mangold 24
Maniok 24
Margarine 30
Margarine, Diät 30

Margarine, halbfett 30
Marmorkuchen 68
Marshmallows 68
Marzipan 68
Mascarpone 42
Matjeshering 46
Mayonnaise (80 %) 74
Mayonnaise, selbst gemacht 74
Meeresfrüchtecocktail 48
Meerrettich 24
Meerrettich-Sahne-Sauce 74
Mehrkornbrot, Vollkorn/Schrot 60
Mehrkornflocken m. Honig 56
Melassesirup, dunkel 72
Mettwurst 54
Miesmuscheln 48
Milch, fettarm (1,5 %) 38
Milchkaffee o. Zucker 76
Milchkaramellen 68
Milchreis m. Zucker 64
Milchzucker 72
Mineralwasser 78
Minestrone 28
Mirabellen 20
Mischbrot, Roggen-/Weizenmehl
   60
Miso 32
Misosuppe, instant 32
Mispeln 20
Mohnkuchen 68
Mohnsamen 36
Möhre, gekocht 24
Möhre, roh 24
Möhrensaft, s. Karottensaft
Molke 38
Molke m. Fruchtgeschmack 38
Morbier 42
Morcheln 28
Morcheln, getrocknet 28
Mortadella 54
Mortadella, fettarm 54
Most, trocken 80
Mousse au Chocolat 68

Mozzarella 42
Muffins m. Heidelbeeren 68
Multivitamin-Nektar m. Süßstoff 78
Münchner Weißwurst 54
Mungbohnen 32
Mungbohnenchips 72
Mungbohnensprossen 32
Müsli m. Schokolade 56
Müsli m. Zuckerzusatz 56
Müsliriegel, gezuckert 68
Müsliriegel m. Honig 68

Nachos, s. Maischips
Nasigoreng 28
Naturreis, roh 64
Naturreis parboiled, roh 64
Nektarine 20
Nizza-Salat m. Thunfisch 28
Nougat 70
Nudeln, s. Eier-Teigwaren
Nudeln, Hartweizengrieß, al dente 64
Nudeln, Hartweizengrieß, weich gekocht 64
Nusskrokant 70
Nusskuchen 70
Nuss-Nougat-Creme 72

Obst (Dose) 20
Obstkuchen, Hefeteig 70
Ochsenschwanz 50
Okraschoten 24
Oliven, grün 24
Oliven, schwarz 24
Olivenöl 30
Ölsardinen (Dose) 46
Orange 20
Orangensaft, frisch gepresst 78
Orangensaft, ungesüßt 78

Paella 64
Pak Choi 24

Palmenherz, gegart 24
Palmkernfett 30
Palmöl 30
Paniermehl 58
Papaya 20
Paprika 24
Paranüsse 36
Parmesan 42
Passionsfrucht 20
Pastinake 24
Pecannüsse 36
Pellkartoffeln 62
Pellkartoffeln m. Quark 62
Pesto 28
Petersilienwurzel 24
Pfannkuchen 64
Pfifferlinge 28
Pfirsich 20
Pfister Öko-Dinkel-Grünkern-Vollkornbrot 60
Pfister Öko-Sojabrot 60
Pfister Öko-Sonnenblumenbrot 60
Pflaumen 20
Pflaumen, getrocknet 20
Pickles, milchsauer 28
Pickles, süßsauer 28
Pils 80
Pilze, getrocknet 28
Pinienkerne 36
Pistazienkerne 36
Pizza m. Tomaten u. Käse 64
Pizzabaguette 64
Pizzateig 64
Polenta 58
Pommes frites, ofenfertig 62
Popcorn, salzig 72
Popcorn, süß 70
Porree 24
Portulak 24
Pralinen 70
Preiselbeeren 20
Preiselbeeren, gesüßt (Glas) 20
Probiotisches Milchgetränk 38

Sachregister

Impressum

© 2009 GRÄFE UND UNZER VERLAG GmbH, München

Erweiterte und aktualisierte Neuausgabe von »GLYX-Kompass«,
GRÄFE UND UNZER VERLAG 2004, ISBN 978-3-7742-6346-8

Programmleitung: Ulrich Ehrlenspiel
Redaktion: Eva Dotterweich
Lektorat: Maja Mayer für bookwise, München
Korrektorat: Karin Leonhart, Rita Steininger
Satz: Buchflink Rüdiger Wagner, Nördlingen
Bildredaktion: Henrike Schechter
Gestaltung: independent Medien-Design GmbH, München
Fotos: Cover: Dorothea Craven; U4: Stockfood (links); Getty (rechts)
Produktion: Gloria Pall
Druck und Bindung: Ludwig Auer GmbH, Donauwörth

ISBN 978-3-8338-1442-6

1. Auflage 2009

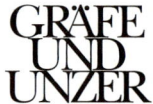

GRÄFE
UND
UNZER

Ein Unternehmen der
GANSKE VERLAGSGRUPPE